MW00513961

COCINA ASIÁTICA

SIN SECRETOS 2022

RECETAS SABROSAS PARA SORPRENDER A TUS INVITADOS

MIRELA LOPEZ

Tabla de contenido

Cerdo Estofado Picante

Para 4 personas

450 g / 1 lb de cerdo, cortado en cubitos

sal y pimienta

30 ml / 2 cucharadas de salsa de soja

30 ml / 2 cucharadas de salsa hoisin

45 ml / 3 cucharadas de aceite de maní (maní)

120 ml / 4 fl oz / ½ taza de vino de arroz o jerez seco

300 ml / ½ pt / 1¼ tazas de caldo de pollo

5 ml / 1 cucharadita de polvo de cinco especias

6 cebolletas (cebolletas), picadas

225 g / 8 oz de hongos ostra, en rodajas

15 ml / 1 cucharada de harina de maíz (maicena)

Sasona la carne con sal y pimienta. Coloque en un plato y mezcle la salsa de soja y la salsa hoisin. Tapar y dejar macerar durante 1 hora. Calentar el aceite y sofreír la carne hasta que se dore. Agregue el vino o jerez, el caldo y el polvo de cinco especias, lleve a ebullición, tape y cocine a fuego lento durante 1 hora. Agregue las cebolletas y los champiñones, retire la tapa y cocine a fuego lento durante 4 minutos más. Licuar la maicena con un poco de agua, llevar a ebullición y hervir a fuego lento, revolviendo, durante 3 minutos hasta que espese la salsa.

Bollos de cerdo al vapor

Hace 12

30 ml / 2 cucharadas de salsa hoisin

15 ml / 1 cucharada de salsa de ostras

15 ml / 1 cucharada de salsa de soja

2,5 ml / ½ cucharadita de aceite de sésamo

30 ml / 2 cucharadas de aceite de cacahuete

10 ml / 2 cucharaditas de raíz de jengibre rallada

1 diente de ajo machacado

300 ml / ½ pt / 1¼ tazas de agua

15 ml / 1 cucharada de harina de maíz (maicena)

225 g / 8 oz de cerdo cocido, finamente picado

4 cebolletas (cebolletas), finamente picadas

350 g / 12 oz / 3 tazas de harina común (para todo uso)

15 ml / 1 cucharada de levadura en polvo

2,5 ml / ½ cucharadita de sal

50 g / 2 oz / ½ taza de manteca de cerdo

5 ml / 1 cucharadita de vinagre de vino

12 x 13 cm cuadrados de papel encerado

Mezcle las salsas hoisin, de ostras y de soja y el aceite de sésamo. Calentar el aceite y sofreír el jengibre y el ajo hasta que estén ligeramente dorados. Agrega la mezcla de salsa y sofríe por

2 minutos. Mezcle 120 ml / 4 fl oz / ½ taza de agua con la harina de maíz y revuelva en la sartén. Lleve a ebullición, revolviendo, luego cocine a fuego lento hasta que la mezcla espese. Agregue la carne de cerdo y las cebollas y deje enfriar.

Mezcle la harina, el polvo de hornear y la sal. Frote la manteca de cerdo hasta que la mezcla se asemeje a un pan rallado fino. Mezcle el vinagre de vino y el agua restante y luego mézclelo con la harina para formar una masa firme. Amasar ligeramente sobre una superficie enharinada, tapar y dejar reposar 20 minutos.

Amasar nuevamente la masa, luego dividirla en 12 y formar una bola con cada una. Extienda a 15 cm / 6 en círculos sobre una superficie enharinada. Coloque cucharadas del relleno en el centro de cada círculo, cepille los bordes con agua y pellizque los bordes para sellar el relleno. Cepille un lado de cada cuadrado de papel vegetal con aceite. Coloque cada bollo en un cuadrado de papel, con la costura hacia abajo. Coloque los bollos en una sola capa sobre una rejilla para vaporera sobre agua hirviendo. Cubra y cocine al vapor los bollos durante unos 20 minutos hasta que estén cocidos.

Cerdo con Col

Para 4 personas

6 hongos chinos secos

30 ml / 2 cucharadas de aceite de cacahuete

450 g / 1 lb de carne de cerdo, cortada en tiras

2 cebollas en rodajas

2 pimientos rojos cortados en tiritas

350 g / 12 oz de repollo blanco, rallado

2 dientes de ajo picados

2 piezas de jengibre de tallo, picado

30 ml / 2 cucharadas de miel

45 ml / 3 cucharadas de salsa de soja

120 ml / 4 fl oz / ½ taza de vino blanco seco

sal y pimienta

10 ml / 2 cucharaditas de harina de maíz (maicena)

15 ml / 1 cucharada de agua

Remojar los champiñones en agua tibia durante 30 minutos y luego escurrir. Deseche los tallos y corte las tapas. Calentar el aceite y sofreír el cerdo hasta que esté ligeramente dorado. Agrega las verduras, el ajo y el jengibre y sofríe durante 1 minuto. Agrega la miel, la salsa de soja y el vino, lleva a ebullición, tapa y cocina a fuego lento durante 40 minutos hasta que la carne esté cocida. Condimentar con sal y pimienta. Mezcle la harina de maíz y el agua y revuelva en la sartén. Deje que hierva, revolviendo continuamente, luego cocine a fuego lento durante 1 minuto.

Cerdo con Repollo y Tomates

Para 4 personas

30 ml / 2 cucharadas de aceite de cacahuete

450 g / 1 lb de carne de cerdo magra, cortada en rodajas

sal y pimienta recién molida

1 diente de ajo machacado

1 cebolla finamente picada

½ repollo, rallado

450 g / 1 lb de tomates, sin piel y en cuartos

250 ml / 8 fl oz / 1 taza de caldo

30 ml / 2 cucharadas de harina de maíz (maicena)

15 ml / 1 cucharada de salsa de soja

60 ml / 4 cucharadas de agua

Calentar el aceite y sofreír el cerdo, la sal, la pimienta, el ajo y la cebolla hasta que estén ligeramente dorados. Agregue el repollo, los tomates y el caldo, lleve a ebullición, tape y cocine a fuego lento durante 10 minutos hasta que el repollo esté tierno. Mezcle la harina de maíz, la salsa de soja y el agua hasta obtener una pasta, revuelva en la sartén y cocine a fuego lento, revolviendo, hasta que la salsa se aclare y espese.

Para 4 personas

350 g / 12 oz de panceta

2 cebolletas (cebolletas), picadas

1 rodaja de raíz de jengibre, picada

1 rama de canela

3 dientes de anís estrellado

45 ml / 3 cucharadas de azúcar morena

600 ml / 1 pt / 2½ tazas de agua

15 ml / 1 cucharada de aceite de cacahuete

15 ml / 1 cucharada de salsa de soja

5 ml / 1 cucharadita de puré de tomate (pasta)

5 ml / 1 cucharadita de salsa de ostras

100 g / 4 oz de corazones de col china

100 g / 4 oz de pak choi

Cortar el cerdo en trozos de 10 cm / 4 y colocar en un bol. Añadir las cebolletas, el jengibre, la canela, el anís estrellado, el azúcar y el agua y dejar reposar 40 minutos. Calentar el aceite, sacar el cerdo de la marinada y añadirlo a la sartén. Freír hasta que esté ligeramente dorado y luego agregar la salsa de soja, el puré de tomate y la salsa de ostras. Llevar a ebullición y cocinar a fuego lento durante unos 30 minutos hasta que el cerdo esté tierno y el líquido se haya reducido, agregando un poco más de agua durante la cocción, si es necesario.

Mientras tanto, cocine al vapor los corazones de repollo y pak choi sobre agua hirviendo durante unos 10 minutos hasta que estén tiernos. Colóquelos en un plato para servir caliente, cubra con la carne de cerdo y vierta la salsa.

Cerdo con Apio

Para 4 personas

45 ml / 3 cucharadas de aceite de maní (maní)

1 diente de ajo machacado

1 cebolla tierna (cebolleta), picada

1 rodaja de raíz de jengibre, picada

225 g / 8 oz de carne de cerdo magra, cortada en tiras

100 g / 4 oz de apio, en rodajas finas

45 ml / 3 cucharadas de salsa de soja

15 ml / 1 cucharada de vino de arroz o jerez seco

5 ml / 1 cucharadita de harina de maíz (maicena)

Calentar el aceite y sofreír el ajo, la cebolleta y el jengibre hasta que estén ligeramente dorados. Agrega la carne de cerdo y sofríe durante 10 minutos hasta que se dore. Agrega el apio y sofríe durante 3 minutos. Agrega el resto de los ingredientes y sofríe durante 3 minutos.

Para 4 personas

4 hongos chinos secos

100 g / 4 oz / 1 taza de castañas

30 ml / 2 cucharadas de aceite de cacahuete

2,5 ml / ½ cucharadita de sal

450 g / 1 lb de carne de cerdo magra, en cubos

15 ml / 1 cucharada de salsa de soja

375 ml / 13 fl oz / 1½ tazas de caldo de pollo

100 g / 4 oz de castañas de agua, en rodajas

Remojar los champiñones en agua tibia durante 30 minutos y luego escurrir. Deseche los tallos y corte las tapas a la mitad. Escaldar las castañas en agua hirviendo durante 1 minuto y escurrir. Calentar el aceite y la sal y luego sofreír el cerdo hasta que esté ligeramente dorado. Agrega la salsa de soja y sofríe durante 1 minuto. Añadir el caldo y hervirlo. Agregue las castañas y las castañas de agua, deje que hierva nuevamente, tape y cocine a fuego lento durante aproximadamente 1 hora y media hasta que la carne esté tierna.

Chop Suey de cerdo

Para 4 personas

100 g / 4 oz de brotes de bambú, cortados en tiras

100 g / 4 oz de castañas de agua, en rodajas finas

60 ml / 4 cucharadas de aceite de cacahuete

3 cebolletas (cebolletas), picadas

2 dientes de ajo machacados

1 rodaja de raíz de jengibre, picada

225 g / 8 oz de carne de cerdo magra, cortada en tiras

45 ml / 3 cucharadas de salsa de soja

15 ml / 1 cucharada de vino de arroz o jerez seco

5 ml / 1 cucharadita de sal

5 ml / 1 cucharadita de azúcar

pimienta recién molida

15 ml / 1 cucharada de harina de maíz (maicena)

Escaldar los brotes de bambú y las castañas de agua en agua hirviendo durante 2 minutos, luego escurrir y secar. Calentar 45 ml / 3 cucharadas de aceite y sofreír las cebolletas, el ajo y el jengibre hasta que estén ligeramente dorados. Agrega la carne de cerdo y sofríe durante 4 minutos. Retirar de la sartén.

Calentar el aceite restante y sofreír las verduras durante 3 minutos. Agrega el cerdo, la salsa de soja, el vino o jerez, la sal, el azúcar y una pizca de pimienta y sofríe durante 4 minutos. Mezcle la harina de maíz con un poco de agua, revuélvala en la sartén y cocine a fuego lento, revolviendo, hasta que la salsa se aclare y espese.

Para 4 personas

4 hongos chinos secos

30 ml / 2 cucharadas de aceite de cacahuete

2,5 ml / ½ cucharadita de sal

4 cebolletas (cebolletas), picadas

225 g / 8 oz de carne de cerdo magra, cortada en tiras

15 ml / 1 cucharada de salsa de soja

5 ml / 1 cucharadita de azúcar

3 tallos de apio picados

1 cebolla, cortada en gajos

100 g / 4 oz de champiñones, cortados por la mitad

120 ml / 4 fl oz / ½ taza de caldo de pollo

fideos fritos

Remojar los champiñones en agua tibia durante 30 minutos y luego escurrir. Deseche los tallos y corte las tapas. Calentar el aceite y la sal y sofreír las cebolletas hasta que se ablanden. Agrega el cerdo y sofríe hasta que esté ligeramente dorado. Mezcle la salsa de soja, el azúcar, el apio, la cebolla y los champiñones frescos y secos y saltee durante unos 4 minutos hasta que los ingredientes estén bien mezclados. Agregue el caldo y cocine a fuego lento durante 3 minutos. Agregue la mitad de los fideos a la sartén y revuelva suavemente, luego agregue los fideos restantes y revuelva hasta que se calienten por completo.

Chow Mein de cerdo asado

Para 4 personas

100 g / 4 oz de brotes de soja

45 ml / 3 cucharadas de aceite de maní (maní)

100 g / 4 oz de col china, rallada

225 g / 8 oz de cerdo asado, en rodajas

5 ml / 1 cucharadita de sal

15 ml / 1 cucharada de vino de arroz o jerez seco

Escaldar los brotes de soja en agua hirviendo durante 4 minutos y luego escurrir. Calentar el aceite y sofreír los brotes de soja y el repollo hasta que se ablanden. Agregue el cerdo, la sal y el jerez y saltee hasta que esté bien caliente. Agregue la mitad de los fideos escurridos a la sartén y revuelva suavemente hasta que se calienten por completo. Agregue los fideos restantes y revuelva hasta que esté bien caliente.

Cerdo con Chutney

Para 4 personas

5 ml / 1 cucharadita de polvo de cinco especias

5 ml / 1 cucharadita de curry en polvo

450 g / 1 lb de carne de cerdo, cortada en tiras

30 ml / 2 cucharadas de aceite de cacahuete

6 cebolletas (cebolletas), cortadas en tiras

1 rama de apio, cortado en tiras

100 g / 4 oz de brotes de soja

1 frasco de 200 g / 7 oz de pepinillos dulces chinos, cortados en cubitos

45 ml / 3 cucharadas de chutney de mango

30 ml / 2 cucharadas de salsa de soja

30 ml / 2 cucharadas de puré de tomate (pasta)

150 ml / ¼ pt / generosa ½ taza de caldo de pollo

10 ml / 2 cucharaditas de harina de maíz (maicena)

Frote bien las especias en el cerdo. Calentar el aceite y sofreír la carne durante 8 minutos o hasta que esté cocida. Retirar de la sartén. Agrega las verduras a la sartén y sofríe durante 5 minutos. Regrese la carne de cerdo a la sartén con todos los ingredientes restantes excepto la harina de maíz. Revuelva hasta que esté bien caliente. Mezclar la harina de maíz con un poco de agua, revolver en la sartén y cocinar a fuego lento, revolviendo, hasta que la salsa espese.

Cerdo con Pepino

Para 4 personas

225 g / 8 oz de carne de cerdo magra, cortada en tiras
30 ml / 2 cucharadas de harina común (para todo uso)
sal y pimienta recién molida
60 ml / 4 cucharadas de aceite de cacahuete
225 g / 8 oz de pepino, pelado y en rodajas
30 ml / 2 cucharadas de salsa de soja

Mezcle la carne de cerdo con la harina y sazone con sal y pimienta. Calentar el aceite y sofreír el cerdo durante unos 5 minutos hasta que esté cocido. Agrega el pepino y la salsa de soja y sofríe durante 4 minutos más. Verifique y ajuste el condimento y sirva con arroz frito.

Paquetes de cerdo crujiente

Para 4 personas

4 hongos chinos secos

30 ml / 2 cucharadas de aceite de cacahuete

225 g / 8 oz de filete de cerdo, picado (molido)

50 g / 2 oz de gambas peladas y picadas

15 ml / 1 cucharada de salsa de soja

15 ml / 1 cucharada de harina de maíz (maicena)

30 ml / 2 cucharadas de agua

8 envoltorios de rollitos de primavera

100 g / 4 oz / 1 taza de harina de maíz (maicena)

aceite para freír

Remojar los champiñones en agua tibia durante 30 minutos y luego escurrir. Desechar los tallos y picar finamente las tapas. Calentar el aceite y sofreír las setas, el cerdo, las gambas y la salsa de soja durante 2 minutos. Mezcle la harina de maíz y el agua hasta obtener una pasta y revuelva en la mezcla para hacer el relleno.

Corta los envoltorios en tiras, coloca un poco de relleno al final de cada uno y enrolla en triángulos, sellando con un poco de la mezcla de harina y agua. Espolvoree generosamente con harina de maíz. Calentar el aceite y sofreír los triángulos hasta que estén crujientes y dorados. Escurrir bien antes de servir.

Rollos de huevo de cerdo

Para 4 personas

225 g / 8 oz de carne de cerdo magra, desmenuzada
1 rodaja de raíz de jengibre, picada
1 cebolleta picada
15 ml / 1 cucharada de salsa de soja
15 ml / 1 cucharada de agua
12 pieles de rollitos de huevo
1 huevo batido
aceite para freír

Mezcle el cerdo, el jengibre, la cebolla, la salsa de soja y el agua. Coloca un poco del relleno en el centro de cada piel y pinta los bordes con huevo batido. Doble los lados y luego enrolle el rollo de huevo lejos de usted, sellando los bordes con huevo. Cocine al vapor sobre una rejilla en una vaporera durante 30 minutos hasta que la carne de cerdo esté cocida. Calentar el aceite y sofreír durante unos minutos hasta que esté crujiente y dorado.

Rollitos de huevo de cerdo y gambas

Para 4 personas

30 ml / 2 cucharadas de aceite de cacahuete

225 g / 8 oz de carne de cerdo magra, desmenuzada

6 cebolletas (cebolletas), picadas

225 g / 8 oz de brotes de soja

100 g / 4 oz de gambas peladas, picadas

15 ml / 1 cucharada de salsa de soja

2,5 ml / ½ cucharadita de sal

12 pieles de rollitos de huevo

1 huevo batido

aceite para freír

Calentar el aceite y freír el cerdo y las cebolletas hasta que estén ligeramente doradas. Mientras tanto, escaldar los brotes de soja en agua hirviendo durante 2 minutos y luego escurrir. Agregue los brotes de soja a la sartén y saltee durante 1 minuto. Agrega las gambas, la salsa de soja y la sal y sofríe durante 2 minutos. Dejar enfriar.

Coloque un poco de relleno en el centro de cada piel y cepille los bordes con huevo batido. Doble los lados y luego enrolle los rollos de huevo, sellando los bordes con huevo. Calentar el aceite y sofreír los rollitos de huevo hasta que estén crujientes y dorados.

Cerdo Estofado con Huevos

Para 4 personas

450 g / 1 libra de carne de cerdo magra
30 ml / 2 cucharadas de aceite de cacahuete
1 cebolla picada
90 ml / 6 cucharadas de salsa de soja
45 ml / 3 cucharadas de vino de arroz o jerez seco
15 ml / 1 cucharada de azúcar morena
3 huevos duros (duros)

Llevar a ebullición una cacerola con agua, agregar el cerdo, volver a hervir y hervir hasta sellar. Retirar de la sartén, escurrir bien y luego cortar en cubos. Calentar el aceite y sofreír la cebolla hasta que se ablande. Agrega el cerdo y sofríe hasta que esté ligeramente dorado. Agregue la salsa de soja, el vino o el jerez y el azúcar, tape y cocine a fuego lento durante 30 minutos, revolviendo ocasionalmente. Marque ligeramente el exterior de los huevos y luego agréguelos a la sartén, cubra y cocine a fuego lento durante 30 minutos más.

Cerdo ardiente

Para 4 personas

450 g / 1 libra de filete de cerdo, cortado en tiras

30 ml / 2 cucharadas de salsa de soja

30 ml / 2 cucharadas de salsa hoisin

5 ml / 1 cucharadita de polvo de cinco especias

15 ml / 1 cucharada de pimienta

15 ml / 1 cucharada de azúcar morena

15 ml / 1 cucharada de aceite de sésamo

30 ml / 2 cucharadas de aceite de cacahuete

6 cebolletas (cebolletas), picadas

1 pimiento verde cortado en trozos

200 g / 7 oz de brotes de soja

2 rodajas de piña, cortadas en cubitos

45 ml / 3 cucharadas de salsa de tomate (salsa de tomate)

150 ml / ¼ pt / generosa ½ taza de caldo de pollo

Coloca la carne en un bol. Mezclar la salsa de soja, la salsa hoisin, el polvo de cinco especias, la pimienta y el azúcar, verter sobre la carne y dejar macerar durante 1 hora. Calentar los aceites y sofreír la carne hasta que se dore. Retirar de la sartén. Agrega las verduras y sofríe durante 2 minutos. Agrega la piña, la salsa de tomate y el caldo y lleva a ebullición. Regrese la carne a la sartén y caliente antes de servir.

Filete de cerdo frito

Para 4 personas

350 g / 12 oz de filete de cerdo, en cubos
15 ml / 1 cucharada de vino de arroz o jerez seco
15 ml / 1 cucharada de salsa de soja
5 ml / 1 cucharadita de aceite de sésamo
30 ml / 2 cucharadas de harina de maíz (maicena)
aceite para freír

Mezcle la carne de cerdo, el vino o el jerez, la salsa de soja, el aceite de sésamo y la harina de maíz para que la carne de cerdo quede cubierta con una masa espesa. Calentar el aceite y sofreír la carne de cerdo durante unos 3 minutos hasta que esté crujiente. Retirar la carne de cerdo de la sartén, recalentar el aceite y volver a freír durante unos 3 minutos.

Carne de cerdo con cinco especias

Para 4 personas

225 g / 8 oz de carne de cerdo magra

5 ml / 1 cucharadita de harina de maíz (maicena)

2,5 ml / ½ cucharadita de polvo de cinco especias

2,5 ml / ½ cucharadita de sal

15 ml / 1 cucharada de vino de arroz o jerez seco

20 ml / 2 cucharadas de aceite de cacahuete

120 ml / 4 fl oz / ½ taza de caldo de pollo

Cortar la carne de cerdo en rodajas finas a contrapelo. Mezcle la carne de cerdo con la harina de maíz, cinco especias en polvo, sal y vino o jerez y revuelva bien para cubrir la carne de cerdo. Deje reposar durante 30 minutos, revolviendo de vez en cuando. Calentar el aceite, agregar la carne de cerdo y sofreír durante unos 3 minutos. Agrega el caldo, lleva a ebullición, tapa y cocina a fuego lento durante 3 minutos. Servir inmediatamente.

Cerdo Estofado Fragante

Sirve de 6 a 8

1 pieza de cáscara de mandarina

45 ml / 3 cucharadas de aceite de maní (maní)

900 g / 2 lb de carne de cerdo magra, en cubos

250 ml / 8 fl oz / 1 taza de vino de arroz o jerez seco

120 ml / 4 fl oz / ½ taza de salsa de soja

2,5 ml / ½ cucharadita de anís en polvo

½ rama de canela

4 dientes

5 ml / 1 cucharadita de sal

250 ml / 8 fl oz / 1 taza de agua

2 cebolletas (cebolletas), en rodajas

1 rodaja de raíz de jengibre, picada

Remoja la cáscara de mandarina en agua mientras preparas el plato. Calentar el aceite y sofreír el cerdo hasta que esté ligeramente dorado. Agrega el vino o jerez, la salsa de soja, el anís en polvo, la canela, el clavo, la sal y el agua. Llevar a ebullición, añadir la cáscara de mandarina, la cebolleta y el jengibre. Tape y cocine a fuego lento durante aproximadamente 1½ horas hasta que estén tiernos, revolviendo ocasionalmente y agregando un poco más de agua hirviendo si es necesario. Retire las especias antes de servir.

Cerdo con Ajo Picado

Para 4 personas

450 g / 1 lb de panceta de cerdo, sin piel

3 rodajas de raíz de jengibre

2 cebolletas (cebolletas), picadas

30 ml / 2 cucharadas de ajo picado

30 ml / 2 cucharadas de salsa de soja

5 ml / 1 cucharadita de sal

15 ml / 1 cucharada de caldo de pollo

2,5 ml / ½ cucharadita de aceite de chile

4 ramitas de cilantro

Coloque el cerdo en una sartén con el jengibre y las cebolletas, cubra con agua, hierva y cocine a fuego lento durante 30 minutos hasta que esté bien cocido. Retirar y escurrir bien, luego cortar en rodajas finas de unos 5 cm / 2 en cuadrado. Coloca las rodajas en un colador de metal. Lleve a ebullición una olla con agua, agregue las rodajas de cerdo y cocine por 3 minutos hasta que esté bien caliente. Disponga en un plato para servir caliente. Mezcle el ajo, la salsa de soja, la sal, el caldo y el aceite de chile y vierta sobre la carne de cerdo. Sirva adornado con cilantro.

Cerdo Salteado con Jengibre

Para 4 personas

225 g / 8 oz de carne de cerdo magra

5 ml / 1 cucharadita de harina de maíz (maicena)

30 ml / 2 cucharadas de salsa de soja

30 ml / 2 cucharadas de aceite de cacahuete

1 rodaja de raíz de jengibre, picada

1 cebolla tierna (cebolleta), en rodajas

45 ml / 3 cucharadas de agua

5 ml / 1 cucharadita de azúcar morena

Cortar la carne de cerdo en rodajas finas a contrapelo. Agregue la harina de maíz, luego espolvoree con salsa de soja y mezcle nuevamente. Calentar el aceite y sofreír el cerdo durante 2 minutos hasta que esté sellado. Agrega el jengibre y la cebolleta y sofríe durante 1 minuto. Agregue el agua y el azúcar, cubra y cocine a fuego lento durante unos 5 minutos hasta que esté bien cocido.

Cerdo con Judías Verdes

Para 4 personas

450 g / 1 libra de judías verdes, cortadas en trozos

30 ml / 2 cucharadas de aceite de cacahuete

2,5 ml / ½ cucharadita de sal

1 rodaja de raíz de jengibre, picada

225 g / 8 oz de carne de cerdo magra, picada (molida)

120 ml / 4 fl oz / ½ taza de caldo de pollo

75 ml / 5 cucharadas de agua

2 huevos

15 ml / 1 cucharada de harina de maíz (maicena)

Hierva los frijoles durante unos 2 minutos y luego escurra. Calentar el aceite y sofreír la sal y el jengibre durante unos segundos. Agrega el cerdo y sofríe hasta que esté ligeramente dorado. Agregue los frijoles y saltee durante 30 segundos, cubriendo con el aceite. Agregue el caldo, lleve a ebullición, tape y cocine a fuego lento durante 2 minutos. Bate 30 ml / 2 cucharadas de agua con los huevos y revuélvelos en la sartén. Mezcle el agua restante con la harina de maíz. Cuando los huevos comiencen a cuajar, agregue la harina de maíz y cocine hasta que la mezcla espese. Servir inmediatamente.

Cerdo con Jamón y Tofu

Para 4 personas

4 hongos chinos secos

5 ml / 1 cucharadita de aceite de cacahuete

100 g / 4 oz de jamón ahumado, rebanado

225 g / 8 oz de tofu, en rodajas

225 g / 8 oz de carne de cerdo magra, rebanada

15 ml / 1 cucharada de vino de arroz o jerez seco

sal y pimienta recién molida

1 rodaja de raíz de jengibre, picada

1 cebolla tierna (cebolleta), picada

10 ml / 2 cucharaditas de harina de maíz (maicena)

30 ml / 2 cucharadas de agua

Remojar los champiñones en agua tibia durante 30 minutos y luego escurrir. Deseche los tallos y corte las tapas a la mitad. Frote un recipiente resistente al calor con aceite de cacahuete. Coloque los champiñones, el jamón, el tofu y el cerdo en capas en el plato, con el cerdo encima. Espolvorear con vino o jerez, sal y pimienta, jengibre y cebolleta. Cubra y cocine al vapor sobre una rejilla sobre agua hirviendo durante unos 45 minutos hasta que esté cocido. Escurre la salsa del bol sin alterar los ingredientes. Agregue suficiente agua para completar 250 ml / 8 fl oz / 1 taza. Mezcle la harina de maíz y el agua y mezcle con la salsa. Lleve al tazón y cocine a fuego lento, revolviendo, hasta que la salsa se aclare y espese. Coloque la mezcla de cerdo en un plato para servir caliente, vierta sobre la salsa y sirva.

Brochetas De Cerdo Frito

Para 4 personas

450 g / 1 libra de filete de cerdo, en rodajas finas

100 g / 4 oz de jamón cocido, en rodajas finas

6 castañas de agua, en rodajas finas

30 ml / 2 cucharadas de salsa de soja

30 ml / 2 cucharadas de vinagre de vino

15 ml / 1 cucharada de azúcar morena

15 ml / 1 cucharada de salsa de ostras

unas gotas de aceite de guindilla

45 ml / 3 cucharadas de harina de maíz (maicena)

30 ml / 2 cucharadas de vino de arroz o jerez seco

2 huevos batidos

aceite para freír

Enhebrar alternativamente el cerdo, el jamón y las castañas de agua en pequeñas brochetas. Mezcle la salsa de soja, el vinagre de vino, el azúcar, la salsa de ostras y el aceite de guindilla. Verter sobre las brochetas, tapar y dejar macerar en el frigorífico durante 3 horas. Mezcle la harina de maíz, el vino o el jerez y los huevos hasta obtener una masa suave y espesa. Gire las brochetas en la masa para cubrirlas. Calentar el aceite y freír las brochetas hasta que estén ligeramente doradas.

Codillo de cerdo estofado en salsa roja

Para 4 personas

1 codillo grande de cerdo

1 l / 1½ pts / 4¼ tazas de agua hirviendo

5 ml / 1 cucharadita de sal

120 ml / 4 fl oz / ½ taza de vinagre de vino

120 ml / 4 fl oz / ½ taza de salsa de soja

45 ml / 3 cucharadas de miel

5 ml / 1 cucharadita de bayas de enebro

5 ml / 1 cucharadita de anís

5 ml / 1 cucharadita de cilantro

60 ml / 4 cucharadas de aceite de cacahuete

6 cebolletas (cebolletas), en rodajas

2 zanahorias, en rodajas finas

1 rama de apio, en rodajas

45 ml / 3 cucharadas de salsa hoisin

30 ml / 2 cucharadas de chutney de mango

75 ml / 5 cucharadas de puré de tomate (pasta)

1 diente de ajo machacado

60 ml / 4 cucharadas de cebollino picado

Llevar a ebullición el codillo de cerdo con el agua, la sal, el vinagre de vino, 45 ml / 3 cucharadas de salsa de soja, la miel y las especias. Agregue las verduras, vuelva a hervir, tape y cocine a fuego lento durante aproximadamente 1 ½ horas hasta que la carne esté tierna. Retirar la carne y las verduras de la sartén, cortar la carne del hueso y cortarla en dados. Calentar el aceite y freír la carne hasta que se dore. Agrega las verduras y sofríe durante 5 minutos. Agrega el resto de la salsa de soja, la salsa hoisin, el chutney, el puré de tomate y el ajo. Lleve a ebullición, revolviendo, luego cocine a fuego lento durante 3 minutos. Sirve espolvoreado con cebollino.

Cerdo adobado

Para 4 personas

450 g / 1 libra de carne de cerdo magra

1 rodaja de raíz de jengibre, picada

1 diente de ajo machacado

90 ml / 6 cucharadas de salsa de soja

15 ml / 1 cucharada de vino de arroz o jerez seco

45 ml / 3 cucharadas de aceite de maní (maní)

1 cebolla tierna (cebolleta), en rodajas

15 ml / 1 cucharada de azúcar morena

pimienta recién molida

Mezclar el cerdo con el jengibre, el ajo, 30 ml / 2 cucharadas de salsa de soja y vino o jerez. Deje reposar durante 30 minutos, revolviendo ocasionalmente, luego levante la carne del adobo. Calentar el aceite y sofreír el cerdo hasta que esté ligeramente dorado. Agregue la cebolleta, el azúcar, la salsa de soja restante y una pizca de pimiento, tape y cocine a fuego lento durante unos 45 minutos hasta que la carne de cerdo esté cocida. Corta la carne de cerdo en cubos y sírvela.

Chuletas de cerdo marinadas

Para 6

6 chuletas de cerdo

1 rodaja de raíz de jengibre, picada

1 diente de ajo machacado

90 ml / 6 cucharadas de salsa de soja

30 ml / 2 cucharadas de vino de arroz o jerez seco

45 ml / 3 cucharadas de aceite de maní (maní)

2 cebolletas (cebolletas), picadas

15 ml / 1 cucharada de azúcar morena

pimienta recién molida

Cortar el hueso de las chuletas de cerdo y cortar la carne en cubos. Mezclar el jengibre, el ajo, 30 ml / 2 cucharadas de salsa de soja y el vino o jerez, verter sobre el cerdo y dejar macerar durante 30 minutos, revolviendo de vez en cuando. Retire la carne de la marinada. Calentar el aceite y sofreír el cerdo hasta que esté ligeramente dorado. Agrega las cebolletas y sofríe durante 1 minuto. Mezclar el resto de la salsa de soja con el azúcar y una pizca de pimienta. Agregue la salsa, lleve a ebullición, tape y cocine a fuego lento durante unos 30 minutos hasta que la carne de cerdo esté tierna.

Cerdo con Champiñones

Para 4 personas

25 g / 1 oz de champiñones chinos secos

30 ml / 2 cucharadas de aceite de cacahuete

1 diente de ajo picado

225 g / 8 oz de carne de cerdo magra, cortada en rodajas

4 cebolletas (cebolletas), picadas

15 ml / 1 cucharada de salsa de soja

15 ml / 1 cucharada de vino de arroz o jerez seco

5 ml / 1 cucharadita de aceite de sésamo

Remojar los champiñones en agua tibia durante 30 minutos y luego escurrir. Deseche los tallos y corte las tapas. Calentar el aceite y sofreír los ajos hasta que estén ligeramente dorados. Agrega la carne de cerdo y sofríe hasta que se dore. Agregue las cebolletas, los champiñones, la salsa de soja y el vino o jerez y saltee durante 3 minutos. Agregue el aceite de sésamo y sirva inmediatamente.

Pastel de carne al vapor

Para 4 personas

450 g / 1 libra de carne de cerdo picada (molida)

4 castañas de agua, finamente picadas

225 g / 8 oz de champiñones, finamente picados

5 ml / 1 cucharadita de salsa de soja

sal y pimienta recién molida

1 huevo, ligeramente batido

Mezcle bien todos los ingredientes y forme con la mezcla un pastel plano en un plato refractario. Coloque el plato sobre una rejilla en una vaporera, cubra y cocine al vapor durante 1 ½ horas.

Carne de cerdo cocida al rojo con champiñones

Para 4 personas

450 g / 1 lb de carne de cerdo magra, en cubos

250 ml / 8 fl oz / 1 taza de agua

15 ml / 1 cucharada de salsa de soja

15 ml / 1 cucharada de vino de arroz o jerez seco

5 ml / 1 cucharadita de azúcar

5 ml / 1 cucharadita de sal

225 g / 8 oz de champiñones

Coloca la carne de cerdo y el agua en una cacerola y lleva el agua a ebullición. Tape y cocine a fuego lento durante 30 minutos, luego escurra, reservando el caldo. Regrese el cerdo a la sartén y agregue la salsa de soja. Cocine a fuego lento, revolviendo, hasta que se absorba la salsa de soja. Agregue el vino o jerez, el azúcar y la sal. Vierta el caldo reservado, lleve a ebullición, tape y cocine a fuego lento durante unos 30 minutos, dando vuelta la carne de vez en cuando. Agregue los champiñones y cocine a fuego lento durante 20 minutos más.

Panqueque de cerdo con fideos

Para 4 personas

30 ml / 2 cucharadas de aceite de cacahuete

5 ml / 2 cucharaditas de sal

225 g / 8 oz de carne de cerdo magra, cortada en tiras

225 g / 8 oz de col china, rallada

100 g / 4 oz de brotes de bambú, triturados

100 g / 4 oz de champiñones, en rodajas finas

150 ml / ¼ pt / generosa ½ taza de caldo de pollo

10 ml / 2 cucharaditas de harina de maíz (maicena)

15 ml / 1 cucharada de vino de arroz o jerez seco

15 ml / 1 cucharada de agua

panqueque de fideos

Calentar el aceite y sofreír la sal y el cerdo hasta que tengan un color ligero. Agrega el repollo, los brotes de bambú y los champiñones y sofríe durante 1 minuto. Agrega el caldo, lleva a ebullición, tapa y cocina a fuego lento durante 4 minutos hasta que la carne de cerdo esté cocida. Mezcle la harina de maíz hasta obtener una pasta con el vino o jerez y agua, revuélvala en la sartén y cocine a fuego lento, revolviendo, hasta que la salsa se aclare y espese. Vierta sobre el panqueque de fideos para servir.

Para 4 personas

30 ml / 2 cucharadas de aceite de cacahuete

5 ml / 1 cucharadita de sal

4 cebolletas (cebolletas), picadas

1 diente de ajo machacado

225 g / 8 oz de carne de cerdo magra, cortada en tiras

100 g / 4 oz de champiñones, en rodajas

4 tallos de apio, en rodajas

225 g / 8 oz de gambas peladas

30 ml / 2 cucharadas de salsa de soja

10 ml / 1 cucharadita de harina de maíz (maicena)

45 ml / 3 cucharadas de agua

panqueque de fideos

Calentar el aceite y la sal y sofreír las cebolletas y los ajos hasta que se ablanden. Agrega el cerdo y sofríe hasta que esté ligeramente dorado. Agrega los champiñones y el apio y sofríe durante 2 minutos. Agregue las gambas, espolvoree con salsa de soja y revuelva hasta que estén bien calientes. Mezcle la harina de maíz y el agua hasta obtener una pasta, revuelva en la sartén y cocine a fuego lento, revolviendo, hasta que esté caliente. Vierta sobre el panqueque de fideos para servir.

Cerdo con Salsa de Ostras

Para 4 a 6 porciones

450 g / 1 libra de carne de cerdo magra

15 ml / 1 cucharada de harina de maíz (maicena)

10 ml / 2 cucharaditas de vino de arroz o jerez seco

una pizca de azúcar

45 ml / 3 cucharadas de aceite de maní (maní)

10 ml / 2 cucharaditas de agua

30 ml / 2 cucharadas de salsa de ostras

pimienta recién molida

1 rodaja de raíz de jengibre, picada

60 ml / 4 cucharadas de caldo de pollo

Cortar la carne de cerdo en rodajas finas a contrapelo. Mezcle 5 ml / 1 cucharadita de harina de maíz con el vino o jerez, el azúcar y 5 ml / 1 cucharadita de aceite, agregue al cerdo y revuelva bien para cubrir. Licúa el resto de la maicena con el agua, la salsa de ostras y una pizca de pimienta. Calentar el aceite restante y freír el jengibre durante 1 minuto. Agrega el cerdo y sofríe hasta que esté ligeramente dorado. Agrega el caldo y la mezcla de agua y salsa de ostras, lleva a ebullición, tapa y cocina a fuego lento durante 3 minutos.

Cerdo con maní

Para 4 personas

450 g / 1 lb de carne de cerdo magra, en cubos

15 ml / 1 cucharada de harina de maíz (maicena)

5 ml / 1 cucharadita de sal

1 clara de huevo

3 cebolletas (cebolletas), picadas

1 diente de ajo picado

1 rodaja de raíz de jengibre, picada

45 ml / 3 cucharadas de caldo de pollo

15 ml / 1 cucharada de vino de arroz o jerez seco

15 ml / 1 cucharada de salsa de soja

10 ml / 2 cucharaditas de melaza negra

45 ml / 3 cucharadas de aceite de maní (maní)

½ pepino, en cubos

25 g / 1 oz / ¼ taza de maní sin cáscara

5 ml / 1 cucharadita de aceite de chile

Mezclar la carne de cerdo con la mitad de la maicena, la sal y la clara de huevo y revolver bien para cubrir la carne de cerdo. Mezclar el resto de la harina de maíz con las cebolletas, el ajo, el jengibre, el caldo, el vino o jerez, la salsa de soja y la melaza. Calentar el aceite y sofreír el cerdo hasta que esté ligeramente dorado y luego retirarlo de la sartén. Agrega el pepino a la sartén y sofríe durante unos minutos. Regrese la carne de cerdo a la sartén y revuelva ligeramente. Agregue la mezcla de condimentos, lleve a ebullición y cocine a fuego lento, revolviendo, hasta que la salsa se aclare y espese. Agregue los cacahuetes y el aceite de chile y caliente antes de servir.

Cerdo con Pimientos

Para 4 personas

45 ml / 3 cucharadas de aceite de maní (maní)

225 g / 8 oz de carne de cerdo magra, en cubos

1 cebolla cortada en cubitos

2 pimientos verdes, cortados en cubitos

½ cabeza de hojas chinas, cortadas en cubitos

1 rodaja de raíz de jengibre, picada

15 ml / 1 cucharada de salsa de soja

15 ml / 1 cucharada de azúcar

2,5 ml / ½ cucharadita de sal

Calentar el aceite y sofreír el cerdo durante unos 4 minutos hasta que se dore. Agrega la cebolla y sofríe durante aproximadamente 1 minuto. Agrega los pimientos y sofríe durante 1 minuto. Agrega las hojas chinas y sofríe durante 1 minuto. Mezcle los ingredientes restantes, revuélvalos en la sartén y saltee durante 2 minutos más.

Cerdo picante con encurtidos

Para 4 personas

900 g / 2 lb de chuletas de cerdo

30 ml / 2 cucharadas de harina de maíz (maicena)

45 ml / 3 cucharadas de salsa de soja

30 ml / 2 cucharadas de jerez dulce

5 ml / 1 cucharadita de raíz de jengibre rallada

2,5 ml / ½ cucharadita de polvo de cinco especias

pizca de pimienta recién molida

aceite para freír

60 ml / 4 cucharadas de caldo de pollo

Verduras encurtidas chinas

Recorta las chuletas descartando toda la grasa y los huesos. Mezcle la harina de maíz, 30 ml / 2 cucharadas de salsa de soja, el jerez, el jengibre, el polvo de cinco especias y la pimienta. Vierta sobre el cerdo y revuelva para cubrirlo por completo. Tapar y dejar macerar durante 2 horas, volteando de vez en cuando. Calentar el aceite y sofreír el cerdo hasta que esté dorado y bien cocido. Escurrir sobre papel de cocina. Corte la carne de cerdo en rodajas gruesas, transfiérala a un plato para servir caliente y manténgala caliente. Mezcle el caldo y la salsa de soja restante en una cacerola pequeña. Llevar a ebullición y verter sobre las lonchas de cerdo. Sirva adornado con encurtidos mixtos.

Cerdo con Salsa de Ciruela

Para 4 personas

450 g / 1 lb de cerdo para guisar, cortado en cubitos

2 dientes de ajo machacados

sal

60 ml / 4 cucharadas de salsa de tomate (salsa de tomate)

30 ml / 2 cucharadas de salsa de soja

45 ml / 3 cucharadas de salsa de ciruela

5 ml / 1 cucharadita de curry en polvo

5 ml / 1 cucharadita de pimentón

2,5 ml / ½ cucharadita de pimienta recién molida

45 ml / 3 cucharadas de aceite de maní (maní)

6 cebolletas (cebolletas), cortadas en tiras

4 zanahorias, cortadas en tiras

Marina la carne con el ajo, la sal, la salsa de tomate, la salsa de soja, la salsa de ciruela, el curry en polvo, el pimentón y la pimienta durante 30 minutos. Calentar el aceite y freír la carne hasta que esté ligeramente dorada. Retirar del wok. Agrega las verduras al aceite y sofríe hasta que estén tiernas. Regrese la carne a la sartén y vuelva a calentar suavemente antes de servir.

Cerdo con Langostinos

Sirve de 6 a 8

900 g / 2 lb de cerdo magro

30 ml / 2 cucharadas de aceite de cacahuete

1 cebolla en rodajas

1 cebolla tierna (cebolleta), picada

2 dientes de ajo machacados

30 ml / 2 cucharadas de salsa de soja

50 g / 2 oz de gambas peladas, picadas

(suelo)

600 ml / 1 pt / 2½ tazas de agua hirviendo

15 ml / 1 cucharada de azúcar

Ponga a hervir una cacerola con agua, agregue el cerdo, tape y cocine a fuego lento durante 10 minutos. Retirar de la sartén y escurrir bien luego cortar en cubos. Calentar el aceite y sofreír la cebolla, la cebolleta y el ajo hasta que estén ligeramente dorados. Agrega el cerdo y sofríe hasta que esté ligeramente dorado. Agrega la salsa de soja y las gambas y sofríe durante 1 minuto. Agregue el agua hirviendo y el azúcar, tape y cocine a fuego lento durante unos 40 minutos hasta que la carne de cerdo esté tierna.

Cerdo cocido rojo

Para 4 personas

675 g / 1½ lb de carne de cerdo magra, en cubos

250 ml / 8 fl oz / 1 taza de agua

1 rodaja de raíz de jengibre, triturada

60 ml / 4 cucharadas de salsa de soja

15 ml / 1 cucharada de vino de arroz o jerez seco

5 ml / 1 cucharadita de sal

10 ml / 2 cucharaditas de azúcar morena

Coloca la carne de cerdo y el agua en una cacerola y lleva el agua a ebullición. Agregue el jengibre, la salsa de soja, el jerez y la sal, tape y cocine a fuego lento durante 45 minutos. Agregue el azúcar, dé la vuelta a la carne, tape y cocine a fuego lento durante 45 minutos más hasta que la carne de cerdo esté tierna.

Cerdo en Salsa Roja

Para 4 personas

30 ml / 2 cucharadas de aceite de cacahuete

225 g / 8 oz de riñones de cerdo, cortados en tiras

450 g / 1 lb de carne de cerdo, cortada en tiras

1 cebolla en rodajas

4 cebolletas (cebolletas), cortadas en tiras

2 zanahorias, cortadas en tiras

1 rama de apio, cortado en tiras

1 pimiento rojo cortado en tiras

45 ml / 3 cucharadas de salsa de soja

45 ml / 3 cucharadas de vino blanco seco

300 ml / ½ pt / 1 ¼ tazas de caldo de pollo

30 ml / 2 cucharadas de salsa de ciruela

30 ml / 2 cucharadas de vinagre de vino

5 ml / 1 cucharadita de polvo de cinco especias

5 ml / 1 cucharadita de azúcar morena

15 ml / 1 cucharada de harina de maíz (maicena)

15 ml / 1 cucharada de agua

Calentar el aceite y freír los riñones durante 2 minutos y luego sacarlos de la sartén. Recalentar el aceite y freír el cerdo hasta que esté ligeramente dorado. Agrega las verduras y sofríe durante

3 minutos. Agregue la salsa de soja, el vino, el caldo, la salsa de ciruela, el vinagre de vino, el polvo de cinco especias y el azúcar, lleve a ebullición, tape y cocine a fuego lento durante 30 minutos hasta que esté cocido. Agrega los riñones. Mezcle la harina de maíz y el agua y revuelva en la sartén. Lleve a ebullición y cocine a fuego lento, revolviendo, hasta que la salsa espese.

Cerdo con Fideos de Arroz

Para 4 personas

4 hongos chinos secos

100 g / 4 oz de fideos de arroz

225 g / 8 oz de carne de cerdo magra, cortada en tiras

15 ml / 1 cucharada de harina de maíz (maicena)

15 ml / 1 cucharada de salsa de soja

15 ml / 1 cucharada de vino de arroz o jerez seco

45 ml / 3 cucharadas de aceite de maní (maní)

2,5 ml / ½ cucharadita de sal

1 rodaja de raíz de jengibre, picada

2 tallos de apio picados

120 ml / 4 fl oz / ½ taza de caldo de pollo

2 cebolletas (cebolletas), en rodajas

Remojar los champiñones en agua tibia durante 30 minutos y luego escurrir. Desechar los tallos y cortar las tapas. Remojar los fideos en agua tibia durante 30 minutos, escurrir y cortar en trozos de 5 cm / 2. Coloca la carne de cerdo en un bol. Mezcle la harina de maíz, la salsa de soja y el vino o jerez, vierta sobre la carne de cerdo y mezcle para cubrir. Calentar el aceite y freír la sal y el jengibre durante unos segundos. Agrega el cerdo y sofríe hasta que esté ligeramente dorado. Agrega los champiñones y el apio y sofríe durante 1 minuto. Agrega el caldo, lleva a ebullición, tapa y cocina a fuego lento durante 2 minutos. Agregue los fideos y caliente durante 2 minutos. Agregue las cebolletas y sirva de inmediato.

Bolas de cerdo ricas

Para 4 personas

450 g / 1 libra de carne de cerdo picada (molida)

100 g / 4 oz de tofu, triturado

4 castañas de agua, finamente picadas

sal y pimienta recién molida

120 ml / 4 fl oz / ½ taza de aceite de maní (maní)

1 rodaja de raíz de jengibre, picada

600 ml / 1 pt / 2½ tazas de caldo de pollo

15 ml / 1 cucharada de salsa de soja

5 ml / 1 cucharadita de azúcar morena

5 ml / 1 cucharadita de vino de arroz o jerez seco

Mezclar el cerdo, el tofu y las castañas y sazonar con sal y pimienta. Forme bolas grandes. Calentar el aceite y freír las bolas de cerdo hasta que estén doradas por todos lados y luego retirar de la sartén. Escurra todo menos 15 ml / 1 cucharada de aceite y agregue el jengibre, el caldo, la salsa de soja, el azúcar y el vino o jerez. Regrese las bolas de cerdo a la sartén, hierva y cocine a fuego lento durante 20 minutos hasta que estén bien cocidas.

Chuletas de cerdo asadas

Para 4 personas

4 chuletas de cerdo

75 ml / 5 cucharadas de salsa de soja

aceite para freír

100 g / 4 oz de ramas de apio

3 cebolletas (cebolletas), picadas

1 rodaja de raíz de jengibre, picada

15 ml / 1 cucharada de vino de arroz o jerez seco

120 ml / 4 fl oz / ½ taza de caldo de pollo

sal y pimienta recién molida

5 ml / 1 cucharadita de aceite de sésamo

Sumerge las chuletas de cerdo en la salsa de soja hasta que estén bien cubiertas. Calentar el aceite y sofreír las chuletas hasta que estén doradas. Retirar y escurrir bien. Coloca el apio en la base de una fuente refractaria poco profunda. Espolvorear con las cebolletas y el jengibre y colocar encima las chuletas de cerdo. Vierta sobre el vino o jerez y caldo y sazone con sal y pimienta. Espolvorea con aceite de sésamo. Asar en horno precalentado a 200 ° C / 400 ° C / marca de gas 6 durante 15 minutos.

Cerdo especiado

Para 4 personas

1 pepino en cubos

sal

450 g / 1 lb de carne de cerdo magra, en cubos

5 ml / 1 cucharadita de sal

45 ml / 3 cucharadas de salsa de soja

30 ml / 2 cucharadas de vino de arroz o jerez seco

30 ml / 2 cucharadas de harina de maíz (maicena)

15 ml / 1 cucharada de azúcar morena

60 ml / 4 cucharadas de aceite de cacahuete

1 rodaja de raíz de jengibre, picada

1 diente de ajo picado

1 guindilla roja, sin semillas y picada

60 ml / 4 cucharadas de caldo de pollo

Espolvorear el pepino con sal y dejar a un lado. Mezclar el cerdo, la sal, 15 ml / 1 cucharada de salsa de soja, 15 ml / 1 cucharada de vino o jerez, 15 ml / 1 cucharada de harina de maíz, el azúcar morena y 15 ml / 1 cucharada de aceite. Deje reposar durante 30 minutos y luego retire la carne del adobo. Calentar el aceite restante y sofreír el cerdo hasta que esté ligeramente dorado. Agrega el jengibre, el ajo y la guindilla y sofríe durante 2 minutos. Agrega el pepino y sofríe durante 2 minutos. Mezcle el caldo y la salsa de soja restante, el vino o el jerez y la harina de maíz con la marinada. Agregue esto a la sartén y deje que hierva, revolviendo. Cocine a fuego lento, revolviendo, hasta que la salsa se aclare y espese y continúe cocinando a fuego lento hasta que la carne esté bien cocida.

Rebanadas de cerdo resbaladizas

Para 4 personas

225 g / 8 oz de carne de cerdo magra, rebanada

2 claras de huevo

15 ml / 1 cucharada de harina de maíz (maicena)

45 ml / 3 cucharadas de aceite de maní (maní)

50 g / 2 oz de brotes de bambú, en rodajas

6 cebolletas (cebolletas), picadas

2,5 ml / ½ cucharadita de sal

15 ml / 1 cucharada de vino de arroz o jerez seco

150 ml / ¼ pt / generosa ½ taza de caldo de pollo

Mezcle el cerdo con las claras de huevo y la maicena hasta que esté bien cubierto. Calentar el aceite y sofreír el cerdo hasta que esté ligeramente dorado y luego retirarlo de la sartén. Agrega los brotes de bambú y las cebolletas y sofríe durante 2 minutos. Regrese el cerdo a la sartén con la sal, el vino o el jerez y el caldo de pollo. Lleve a ebullición y cocine a fuego lento, revolviendo durante 4 minutos hasta que la carne de cerdo esté cocida.

Cerdo con Espinacas y Zanahorias

Para 4 personas

225 g / 8 oz de carne de cerdo magra

2 zanahorias, cortadas en tiras

225 g / 8 oz de espinacas

45 ml / 3 cucharadas de aceite de maní (maní)

1 cebolla tierna (cebolleta), finamente picada

15 ml / 1 cucharada de salsa de soja

2,5 ml / ½ cucharadita de sal

10 ml / 2 cucharaditas de harina de maíz (maicena)

30 ml / 2 cucharadas de agua

Cortar el cerdo en rodajas finas a contrapelo y luego cortarlo en tiras. Hierva las zanahorias durante unos 3 minutos y luego escúrralas. Corta a la mitad las hojas de espinaca. Calentar el aceite y sofreír la cebolleta hasta que esté transparente. Agrega el cerdo y sofríe hasta que esté ligeramente dorado. Agrega las zanahorias y la salsa de soja y sofríe durante 1 minuto. Agrega la sal y las espinacas y sofríe durante unos 30 segundos hasta que comience a ablandarse. Mezcle la harina de maíz y el agua hasta obtener una pasta, revuélvala con la salsa y saltee hasta que se aclare y sirva de inmediato.

Cerdo al vapor

Para 4 personas

450 g / 1 lb de carne de cerdo magra, en cubos

120 ml / 4 fl oz / ½ taza de salsa de soja

120 ml / 4 fl oz / ½ taza de vino de arroz o jerez seco

15 ml / 1 cucharada de azúcar morena

Mezcle todos los ingredientes y colóquelos en un recipiente resistente al calor. Cocine al vapor en una rejilla sobre agua hirviendo durante aproximadamente 1½ horas hasta que esté bien cocido.

Cerdo salteado

Para 4 personas

25 g / 1 oz de champiñones chinos secos

15 ml / 1 cucharada de aceite de cacahuete

450 g / 1 lb de carne de cerdo magra, rebanada

1 pimiento verde cortado en cubitos

15 ml / 1 cucharada de salsa de soja

15 ml / 1 cucharada de vino de arroz o jerez seco

5 ml / 1 cucharadita de sal

5 ml / 1 cucharadita de aceite de sésamo

Remojar los champiñones en agua tibia durante 30 minutos y luego escurrir. Deseche los tallos y corte las tapas. Calentar el aceite y sofreír el cerdo hasta que esté ligeramente dorado. Agrega el pimiento y sofríe durante 1 minuto. Agrega los champiñones, la salsa de soja, el vino o jerez y la sal y sofríe unos minutos hasta que la carne esté cocida. Agrega el aceite de sésamo antes de servir.

Carne de cerdo con batatas

Para 4 personas

aceite para freír

2 batatas grandes, en rodajas

30 ml / 2 cucharadas de aceite de cacahuete

1 rodaja de raíz de jengibre, en rodajas

1 cebolla en rodajas

450 g / 1 lb de carne de cerdo magra, en cubos

15 ml / 1 cucharada de salsa de soja

2,5 ml / ½ cucharadita de sal

pimienta recién molida

250 ml / 8 fl oz / 1 taza de caldo de pollo

30 ml / 2 cucharadas de curry en polvo

Calentar el aceite y sofreír las batatas hasta que estén doradas. Retirar de la sartén y escurrir bien. Calentar el aceite de cacahuete y sofreír el jengibre y la cebolla hasta que estén ligeramente dorados. Agrega el cerdo y sofríe hasta que esté ligeramente dorado. Agregue la salsa de soja, la sal y una pizca de pimienta, luego agregue el caldo y el curry en polvo, lleve a ebullición y cocine a fuego lento, revolviendo durante 1 minuto. Agregue las papas fritas, tape y cocine a fuego lento durante 30 minutos hasta que el cerdo esté cocido.

Cerdo agridulce

Para 4 personas

450 g / 1 lb de carne de cerdo magra, en cubos

15 ml / 1 cucharada de vino de arroz o jerez seco

15 ml / 1 cucharada de aceite de cacahuete

5 ml / 1 cucharadita de curry en polvo

1 huevo batido

sal

100 g / 4 oz de harina de maíz (maicena)

aceite para freír

1 diente de ajo machacado

75 g / 3 oz / ½ taza de azúcar

50 g / 2 oz de salsa de tomate (salsa de tomate)

5 ml / 1 cucharadita de vinagre de vino

5 ml / 1 cucharadita de aceite de sésamo

Mezclar el cerdo con el vino o jerez, aceite, curry en polvo, huevo y un poco de sal. Agrega la harina de maíz hasta que la carne de cerdo esté cubierta con la masa. Calentar el aceite hasta que esté humeante y luego agregar los cubos de cerdo unas cuantas veces. Freír durante unos 3 minutos, escurrir y reservar. Recalentar el aceite y volver a freír los cubos durante unos 2 minutos. Retirar y escurrir. Caliente el ajo, el azúcar, la salsa de tomate y el vinagre de vino, revolviendo hasta que el azúcar se disuelva. Lleve a ebullición, luego agregue los cubos de cerdo y revuelva bien. Agregue el aceite de sésamo y sirva.

Cerdo salado

Para 4 personas

30 ml / 2 cucharadas de aceite de cacahuete

450 g / 1 lb de carne de cerdo magra, en cubos

3 cebolletas (cebolletas), en rodajas

2 dientes de ajo machacados

1 rodaja de raíz de jengibre, picada

250 ml / 8 fl oz / 1 taza de salsa de soja

30 ml / 2 cucharadas de vino de arroz o jerez seco

30 ml / 2 cucharadas de azúcar morena

5 ml / 1 cucharadita de sal

600 ml / 1 pt / 2½ tazas de agua

Calentar el aceite y sofreír el cerdo hasta que se dore. Escurrir el exceso de aceite, añadir las cebolletas, el ajo y el jengibre y freír durante 2 minutos. Agregue la salsa de soja, el vino o el jerez, el azúcar y la sal y revuelva bien. Agrega el agua, lleva a ebullición, tapa y cocina a fuego lento durante 1 hora.

Cerdo con Tofu

Para 4 personas

450 g / 1 libra de carne de cerdo magra

45 ml / 3 cucharadas de aceite de maní (maní)

1 cebolla en rodajas

1 diente de ajo machacado

225 g / 8 oz de tofu, en cubos

375 ml / 13 fl oz / 1½ tazas de caldo de pollo

15 ml / 1 cucharada de azúcar morena

60 ml / 4 cucharadas de salsa de soja

2,5 ml / ½ cucharadita de sal

Coloca el cerdo en una cacerola y cúbrelo con agua. Lleve a ebullición y luego cocine a fuego lento durante 5 minutos. Escurrir y dejar enfriar y luego cortar en cubos.

Calentar el aceite y sofreír la cebolla y el ajo hasta que estén ligeramente dorados. Agrega el cerdo y sofríe hasta que esté ligeramente dorado. Agregue el tofu y revuelva suavemente hasta que esté cubierto de aceite. Agrega el caldo, el azúcar, la salsa de soja y la sal, lleva a ebullición, tapa y cocina a fuego lento durante unos 40 minutos hasta que la carne de cerdo esté tierna.

Cerdo frito

Para 4 personas

225 g / 8 oz de filete de cerdo, en cubos

1 clara de huevo

30 ml / 2 cucharadas de vino de arroz o jerez seco

sal

225 g / 8 oz de harina de maíz (maicena)

aceite para freír

Mezclar el cerdo con la clara de huevo, el vino o el jerez y un poco de sal. Trabaje gradualmente en suficiente harina de maíz para hacer una masa espesa. Calentar el aceite y freír el cerdo hasta que esté dorado y crujiente por fuera y tierno por dentro.

Cerdo cocido dos veces

Para 4 personas

225 g / 8 oz de carne de cerdo magra

45 ml / 3 cucharadas de aceite de maní (maní)

2 pimientos verdes, cortados en trozos

2 dientes de ajo picados

2 cebolletas (cebolletas), en rodajas

15 ml / 1 cucharada de salsa picante de frijoles

15 ml / 1 cucharada de caldo de pollo

5 ml / 1 cucharadita de azúcar

Coloque el trozo de cerdo en una sartén, cubra con agua, hierva y cocine a fuego lento durante 20 minutos hasta que esté bien cocido. Retirar y escurrir y dejar enfriar. Cortar en rodajas finas.

Calentar el aceite y sofreír el cerdo hasta que esté ligeramente dorado. Agrega los pimientos, el ajo y las cebolletas y sofríe durante 2 minutos. Retirar de la sartén. Agregue la salsa de frijoles, el caldo y el azúcar a la sartén y cocine a fuego lento, revolviendo, durante 2 minutos. Regrese la carne de cerdo y los pimientos y saltee hasta que estén bien calientes. Sirva de una vez.

Cerdo con Verduras

Para 4 personas

2 dientes de ajo machacados

5 ml / 1 cucharadita de sal

2,5 ml / ½ cucharadita de pimienta recién molida

30 ml / 2 cucharadas de aceite de cacahuete

30 ml / 2 cucharadas de salsa de soja

225 g / 8 oz de floretes de brócoli

200 g / 7 oz de cogollos de coliflor

1 pimiento rojo cortado en cubitos

1 cebolla picada

2 naranjas, peladas y cortadas en cubitos

1 pieza de jengibre de tallo, picado

30 ml / 2 cucharadas de harina de maíz (maicena)

300 ml / ½ pt / 1¼ tazas de agua

20 ml / 2 cucharadas de vinagre de vino

15 ml / 1 cucharada de miel

pizca de jengibre molido

2,5 ml / ½ cucharadita de comino

Triturar el ajo, la sal y la pimienta en la carne. Calentar el aceite y sofreír la carne hasta que esté ligeramente dorada. Retirar de la sartén. Agregue la salsa de soja y las verduras a la sartén y saltee hasta que estén tiernas pero aún crujientes. Agrega las naranjas y el jengibre. Mezcle la harina de maíz y el agua y revuélvala en la sartén con el vinagre de vino, la miel, el jengibre y el comino. Lleve a ebullición y cocine a fuego lento, revolviendo, durante 2 minutos. Regrese la carne de cerdo a la sartén y caliente antes de servir.

Cerdo con Nueces

Para 4 personas

50 g / 2 oz / ½ taza de nueces

225 g / 8 oz de carne de cerdo magra, cortada en tiras

30 ml / 2 cucharadas de harina común (para todo uso)

30 ml / 2 cucharadas de azúcar morena

30 ml / 2 cucharadas de salsa de soja

aceite para freír

15 ml / 1 cucharada de aceite de cacahuete

Escaldar las nueces en agua hirviendo durante 2 minutos y luego escurrir. Mezclar el cerdo con la harina, el azúcar y 15 ml / 1 cucharada de salsa de soja hasta que esté bien cubierto. Calentar el aceite y sofreír el cerdo hasta que esté crujiente y dorado. Escurrir sobre papel de cocina. Calentar el aceite de cacahuete y sofreír las nueces hasta que estén doradas. Agregue la carne de cerdo a la sartén, espolvoree con la salsa de soja restante y saltee hasta que esté bien caliente.

Wonton de cerdo

Para 4 personas

450 g / 1 libra de carne de cerdo picada (molida)
1 cebolla tierna (cebolleta), picada
225 g / 8 oz de verduras mixtas, picadas
30 ml / 2 cucharadas de salsa de soja
5 ml / 1 cucharadita de sal
40 pieles de wonton
aceite para freír

Calentar una sartén y sofreír el cerdo y la cebolleta hasta que estén ligeramente dorados. Retire del fuego y agregue las verduras, la salsa de soja y la sal.

Para doblar los wonton, sostén la piel en la palma de tu mano izquierda y coloca un poco de relleno en el centro. Humedece los bordes con huevo y dobla la piel en triángulo, sellando los bordes. Humedece las esquinas con huevo y retuerce.

Calentar el aceite y freír los wonton de a pocos hasta que se doren. Escurrir bien antes de servir.

Cerdo con Castañas de Agua

Para 4 personas

45 ml / 3 cucharadas de aceite de maní (maní)

1 diente de ajo machacado

1 cebolla tierna (cebolleta), picada

1 rodaja de raíz de jengibre, picada

225 g / 8 oz de carne de cerdo magra, cortada en tiras

100 g / 4 oz de castañas de agua, en rodajas finas

45 ml / 3 cucharadas de salsa de soja

15 ml / 1 cucharada de vino de arroz o jerez seco

5 ml / 1 cucharadita de harina de maíz (maicena)

Calentar el aceite y sofreír el ajo, la cebolleta y el jengibre hasta que estén ligeramente dorados. Agrega la carne de cerdo y sofríe durante 10 minutos hasta que se dore. Agrega las castañas de agua y sofríe durante 3 minutos. Agrega el resto de los ingredientes y sofríe durante 3 minutos.

Wonton de cerdo y gambas

Para 4 personas

225 g / 8 oz de carne de cerdo picada (molida)

2 cebolletas (cebolletas), picadas

100 g / 4 oz de verduras mixtas, picadas

100 g de champiñones picados

225 g / 8 oz de gambas peladas, picadas

15 ml / 1 cucharada de salsa de soja

2,5 ml / ½ cucharadita de sal

40 pieles de wonton

aceite para freír

Calentar una sartén y freír el cerdo y las cebolletas hasta que estén ligeramente doradas. Remueva con los ingredientes restantes.

Para doblar los wonton, sostén la piel en la palma de tu mano izquierda y coloca un poco de relleno en el centro. Humedece los bordes con huevo y dobla la piel en triángulo, sellando los bordes. Humedece las esquinas con huevo y retuerce.

Calentar el aceite y freír los wonton de a pocos hasta que se doren. Escurrir bien antes de servir.

Albóndigas picadas al vapor

Para 4 personas

2 dientes de ajo machacados

2,5 ml / ½ cucharadita de sal

450 g / 1 libra de carne de cerdo picada (molida)

1 cebolla picada

1 pimiento rojo picado

1 pimiento verde picado

2 piezas de jengibre de tallo, picado

5 ml / 1 cucharadita de curry en polvo

5 ml / 1 cucharadita de pimentón

1 huevo batido

45 ml / 3 cucharadas de harina de maíz (maicena)

50 g / 2 oz de arroz de grano corto

sal y pimienta recién molida

60 ml / 4 cucharadas de cebollino picado

Mezcle el ajo, la sal, el cerdo, la cebolla, los pimientos, el jengibre, el curry en polvo y el pimentón. Incorpora el huevo a la mezcla con la maicena y el arroz. Sazone con sal y pimienta y luego mezcle las cebolletas. Con las manos mojadas, forma bolitas con la mezcla. Coloque estos en una canasta de vapor, cubra y cocine sobre agua hirviendo suavemente durante 20 minutos hasta que estén cocidos.

Para 4 personas

900 g / 2 lb de costillas de cerdo

2 dientes de ajo machacados

2 cebolletas (cebolletas), picadas

30 ml / 2 cucharadas de salsa de frijoles negros

30 ml / 2 cucharadas de vino de arroz o jerez seco

15 ml / 1 cucharada de agua

30 ml / 2 cucharadas de salsa de soja

15 ml / 1 cucharada de harina de maíz (maicena)

5 ml / 1 cucharadita de azúcar

120 ml / 4 fl oz ½ taza de agua

30 ml / 2 cucharadas de aceite

2,5 ml / ½ cucharadita de sal

120 ml / 4 fl oz / ½ taza de caldo de pollo

Cortar las costillas de cerdo en trozos de 2,5 cm. Mezcle el ajo, las cebolletas, la salsa de frijoles negros, el vino o jerez, el agua y 15 ml / 1 cucharada de salsa de soja. Mezcle el resto de la salsa de soja con la harina de maíz, el azúcar y el agua. Calentar el aceite y la sal y sofreír las costillas de cerdo hasta que estén doradas. Escurre el aceite. Agrega la mezcla de ajo y sofríe durante 2 minutos. Agrega el caldo, lleva a ebullición, tapa y cocina a fuego lento durante 4 minutos. Agregue la mezcla de harina de maíz y cocine a fuego lento, revolviendo, hasta que la salsa se aclare y espese.

Para 4 personas

3 dientes de ajo machacados

75 ml / 5 cucharadas de salsa de soja

60 ml / 4 cucharadas de salsa hoisin

60 ml / 4 cucharadas de vino de arroz o jerez seco

45 ml / 3 cucharadas de azúcar morena

30 ml / 2 cucharadas de puré de tomate (pasta)

900 g / 2 lb de costillas de cerdo

15 ml / 1 cucharada de miel

Mezclar el ajo, la salsa de soja, la salsa hoisin, el vino o jerez, el azúcar moreno y el puré de tomate, verter sobre las costillas, tapar y dejar macerar durante la noche.

Escurrir las costillas y colocarlas sobre una rejilla en una fuente para asar con un poco de agua debajo. Ase en horno precalentado a 180 ° C / 350 ° F / marca de gas 4 durante 45 minutos, rociando ocasionalmente con la marinada, reservando 30 ml / 2 cucharadas de marinada. Mezcle la marinada reservada con la miel y cepille las costillas. Asar a la parrilla o asar (asar) bajo una parrilla caliente durante unos 10 minutos.

Costillas de arce asadas

Para 4 personas

900 g / 2 lb de costillas de cerdo

60 ml / 4 cucharadas de jarabe de arce

5 ml / 1 cucharadita de sal

5 ml / 1 cucharadita de azúcar

45 ml / 3 cucharadas de salsa de soja

15 ml / 1 cucharada de vino de arroz o jerez seco

1 diente de ajo machacado

Picar las costillas de cerdo en trozos de 5 cm / 2 y colocar en un bol. Mezcle todos los ingredientes, agregue las costillas y revuelva bien. Tapar y dejar macerar durante la noche. Ase (asar) o asar a la parrilla a fuego medio durante unos 30 minutos.

Costillas de cerdo fritas

Para 4 personas

900 g / 2 lb de costillas de cerdo

120 ml / 4 fl oz / ½ taza de salsa de tomate (salsa de tomate)

120 ml / 4 fl oz / ½ taza de vinagre de vino

60 ml / 4 cucharadas de chutney de mango

45 ml / 3 cucharadas de vino de arroz o jerez seco

2 dientes de ajo picados

5 ml / 1 cucharadita de sal

45 ml / 3 cucharadas de salsa de soja

30 ml / 2 cucharadas de miel

15 ml / 1 cucharada de curry suave en polvo

15 ml / 1 cucharada de pimentón

aceite para freír

60 ml / 4 cucharadas de cebollino picado

Coloque las costillas de cerdo en un bol. Mezclar todos los ingredientes excepto el aceite y el cebollino, verter sobre las costillas, tapar y dejar macerar al menos 1 hora. Calentar el aceite y sofreír las costillas hasta que estén crujientes. Sirve espolvoreado con cebollino.

Costillas con Puerros

Para 4 personas

450 g / 1 libra de costillas de cerdo

aceite para freír

250 ml / 8 fl oz / 1 taza de caldo

30 ml / 2 cucharadas de salsa de tomate (salsa de tomate)

2,5 ml / ½ cucharadita de sal

2,5 ml / ½ cucharadita de azúcar

2 puerros, cortados en trozos

6 cebolletas (cebolletas), cortadas en trozos

50 g / 2 oz de floretes de brócoli

5 ml / 1 cucharadita de aceite de sésamo

Picar las costillas de cerdo en trozos de 5 cm / 2. Calentar el aceite y sofreír las costillas hasta que empiecen a dorarse. Retirarlos de la sartén y verter todos menos 30 ml / 2 cucharadas de aceite. Agregue el caldo, la salsa de tomate, la sal y el azúcar, lleve a ebullición y cocine a fuego lento durante 1 minuto. Regrese las costillas a la sartén y cocine a fuego lento durante unos 20 minutos hasta que estén tiernas.

Mientras tanto, calentar otros 30 ml / 2 cucharadas de aceite y freír los puerros, las cebolletas y el brócoli durante unos 5 minutos. Espolvoree con aceite de sésamo y coloque alrededor de un plato para servir caliente. Vierta las costillas y la salsa en el centro y sirva.

Costillas con Champiñones

Para 4 a 6 porciones

6 hongos chinos secos

900 g / 2 lb de costillas de cerdo

2 dientes de anís estrellado

45 ml / 3 cucharadas de salsa de soja

5 ml / 1 cucharadita de sal

15 ml / 1 cucharada de harina de maíz (maicena)

Remojar los champiñones en agua tibia durante 30 minutos y luego escurrir. Desechar los tallos y cortar las tapas. Picar las costillas de cerdo en trozos de 5 cm / 2. Ponga a hervir una cacerola con agua, agregue las costillas y cocine a fuego lento durante 15 minutos. Escurrir bien. Regrese las costillas a la sartén y cúbralas con agua fría. Agrega los champiñones, el anís estrellado, la salsa de soja y la sal. Llevar a ebullición, tapar y cocinar a fuego lento durante unos 45 minutos hasta que la carne esté tierna. Mezcle la harina de maíz con un poco de agua fría, revuélvala en la sartén y cocine a fuego lento, revolviendo, hasta que la salsa se aclare y espese.

Costillas con Naranja

Para 4 personas

900 g / 2 lb de costillas de cerdo

5 ml / 1 cucharadita de queso rallado

5 ml / 1 cucharadita de harina de maíz (maicena)

45 ml / 3 cucharadas de vino de arroz o jerez seco

sal

aceite para freír

15 ml / 1 cucharada de agua

2,5 ml / ½ cucharadita de azúcar

15 ml / 1 cucharada de puré de tomate (pasta)

2,5 ml / ½ cucharadita de salsa de chile

cáscara rallada de 1 naranja

1 naranja en rodajas

Picar las costillas de cerdo en trozos y mezclar con el queso, la maicena, 5 ml / 1 cucharadita de vino o jerez y una pizca de sal. Dejar macerar durante 30 minutos. Calentar el aceite y sofreír las costillas durante unos 3 minutos hasta que se doren. Calentar 15 ml / 1 cucharada de aceite en un wok, agregar el agua, el azúcar, el puré de tomate, la salsa de chile, la ralladura de naranja y el resto del vino o jerez y remover a fuego lento durante 2 minutos. Agregue el cerdo y revuelva hasta que esté bien cubierto.

Transfiera a un plato para servir caliente y sirva adornado con rodajas de naranja.

Costillas de Piña

Para 4 personas

900 g / 2 lb de costillas de cerdo

600 ml / 1 pt / 2½ tazas de agua

30 ml / 2 cucharadas de aceite de cacahuete

2 dientes de ajo finamente picados

200 g / 7 oz de trozos de piña enlatados en jugo de frutas

120 ml / 4 fl oz / ½ taza de caldo de pollo

60 ml / 4 cucharadas de vinagre de vino

50 g / 2 oz / ¼ taza de azúcar morena

15 ml / 1 cucharada de salsa de soja

15 ml / 1 cucharada de harina de maíz (maicena)

3 cebolletas (cebolletas), picadas

Coloque el cerdo y el agua en una olla, lleve a ebullición, tape y cocine a fuego lento durante 20 minutos. Escurrir bien.

Calentar el aceite y sofreír los ajos hasta que estén ligeramente dorados. Agregue las costillas y saltee hasta que estén bien cubiertas con el aceite. Escurre los trozos de piña y agrega 120 ml / 4 fl oz / ½ taza de jugo a la sartén con el caldo, el vinagre de vino, el azúcar y la salsa de soja. Llevar a ebullición, tapar y cocinar a fuego lento durante 10 minutos. Agrega la piña escurrida. Mezcle la harina de maíz con un poco de agua, revuélvala con la salsa y cocine a fuego lento, revolviendo, hasta que la salsa se aclare y espese. Sirva espolvoreado con cebolletas.

Costillas de langostinos crujientes

Para 4 personas

900 g / 2 lb de costillas de cerdo

450 g / 1 libra de gambas peladas

5 ml / 1 cucharadita de azúcar

sal y pimienta recién molida

30 ml / 2 cucharadas de harina común (para todo uso)

1 huevo, ligeramente batido

100 g / 4 oz de pan rallado

aceite para freír

Cortar las costillas de cerdo en trozos de 5 cm / 2. Cortar un poco de carne y picarla con las gambas, el azúcar, la sal y la pimienta. Agregue la harina y suficiente huevo para que la mezcla quede pegajosa. Presione alrededor de los trozos de costilla de cerdo y luego espolvoree con pan rallado. Calentar el aceite y sofreír las costillas hasta que salgan a la superficie. Escurrir bien y servir caliente.

Costillas con Vino de Arroz

Para 4 personas

900 g / 2 lb de costillas de cerdo

450 ml / ¾ pt / 2 tazas de agua

60 ml / 4 cucharadas de salsa de soja

5 ml / 1 cucharadita de sal

30 ml / 2 cucharadas de vino de arroz

5 ml / 1 cucharadita de azúcar

Cortar las costillas en trozos de 2,5 cm / 1. Colocar en una olla con el agua, la salsa de soja y la sal, llevar a ebullición, tapar y cocinar a fuego lento durante 1 hora. Escurrir bien. Calentar una sartén y añadir las costillas, el vino de arroz y el azúcar. Sofreír a fuego alto hasta que el líquido se evapore.

Costillas con Ajonjolí

Para 4 personas

900 g / 2 lb de costillas de cerdo

1 huevo

30 ml / 2 cucharadas de harina común (para todo uso)

5 ml / 1 cucharadita de harina de patata

45 ml / 3 cucharadas de agua

aceite para freír

30 ml / 2 cucharadas de aceite de cacahuete

30 ml / 2 cucharadas de salsa de tomate (salsa de tomate)

30 ml / 2 cucharadas de azúcar morena

10 ml / 2 cucharaditas de vinagre de vino

45 ml / 3 cucharadas de semillas de sésamo

4 hojas de lechuga

Picar las costillas de cerdo en trozos de 10 cm / 4 y colocar en un bol. Mezclar el huevo con la harina, la harina de patata y el agua, incorporar a las costillas y dejar reposar 4 horas.

Calentar el aceite y sofreír las costillas de cerdo hasta que estén doradas, retirar y escurrir. Calentar el aceite y freír la salsa de tomate, el azúcar morena, el vinagre de vino durante unos minutos. Agregue las costillas de cerdo y saltee hasta que estén completamente cubiertas. Espolvorear con semillas de sésamo y sofreír durante 1 minuto. Coloque las hojas de lechuga en un plato para servir caliente, cubra con las costillas y sirva.

Dulces y Suaves Spareribs

Para 4 personas

900 g / 2 lb de costillas de cerdo

600 ml / 1 pt / 2½ tazas de agua

30 ml / 2 cucharadas de aceite de cacahuete

2 dientes de ajo machacados

5 ml / 1 cucharadita de sal

100 g / 4 oz / ½ taza de azúcar morena

75 ml / 5 cucharadas de caldo de pollo

60 ml / 4 cucharadas de vinagre de vino

100 g / 4 oz de trozos de piña enlatada en almíbar

15 ml / 1 cucharada de puré de tomate (pasta)

15 ml / 1 cucharada de salsa de soja

15 ml / 1 cucharada de harina de maíz (maicena)

30 ml / 2 cucharadas de coco desecado

Coloque el cerdo y el agua en una olla, lleve a ebullición, tape y cocine a fuego lento durante 20 minutos. Escurrir bien.

Calentar el aceite y sofreír las costillas con el ajo y la sal hasta que se doren. Añadir el azúcar, el caldo y el vinagre de vino y llevar a ebullición. Escurrir la piña y añadir 30 ml / 2 cucharadas de almíbar a la sartén con el puré de tomate, la salsa de soja y la maicena. Revuelva bien y cocine a fuego lento, revolviendo, hasta que la salsa se aclare y espese. Agregue la piña, cocine a fuego lento durante 3 minutos y sirva espolvoreado con coco.

Costillas Salteadas

Para 4 personas

900 g / 2 lb de costillas de cerdo

1 huevo batido

5 ml / 1 cucharadita de salsa de soja

5 ml / 1 cucharadita de sal

10 ml / 2 cucharaditas de harina de maíz (maicena)

10 ml / 2 cucharaditas de azúcar

60 ml / 4 cucharadas de aceite de cacahuete

250 ml / 8 fl oz / 1 taza de vinagre de vino

250 ml / 8 fl oz / 1 taza de agua

250 ml / 8 fl oz / 1 taza de vino de arroz o jerez seco

Coloque las costillas de cerdo en un bol. Mezclar el huevo con la salsa de soja, la sal, la mitad de la maicena y la mitad del azúcar, agregar a las costillas y remover bien. Calentar el aceite y sofreír las costillas de cerdo hasta que se doren. Agregue el resto de los ingredientes, lleve a ebullición y cocine a fuego lento hasta que el líquido casi se haya evaporado.

Costillas con Tomate

Para 4 personas

900 g / 2 lb de costillas de cerdo

75 ml / 5 cucharadas de salsa de soja

30 ml / 2 cucharadas de vino de arroz o jerez seco

2 huevos batidos

45 ml / 3 cucharadas de harina de maíz (maicena)

aceite para freír

45 ml / 3 cucharadas de aceite de maní (maní)

1 cebolla, finamente rebanada

250 ml / 8 fl oz / 1 taza de caldo de pollo

60 ml / 4 cucharadas de salsa de tomate (salsa de tomate)

10 ml / 2 cucharaditas de azúcar morena

Cortar las costillas de cerdo en trozos de 2,5 cm. Mezclar con 60 ml / 4 cucharadas de salsa de soja y el vino o jerez y dejar macerar durante 1 hora, revolviendo de vez en cuando. Escurrir, desechar la marinada. Cubra las costillas con huevo y luego con harina de maíz. Calentar el aceite y sofreír las costillas, unas pocas a la vez, hasta que estén doradas. Escurrir bien. Calentar el aceite de maní (maní) y freír la cebolla hasta que esté transparente. Agregue el caldo, la salsa de soja restante, la salsa de tomate y el azúcar morena y cocine a fuego lento durante 1 minuto, revolviendo. Agregue las costillas y cocine a fuego lento durante 10 minutos.

Cerdo asado a la parrilla

Para 4 a 6 porciones

1.25 kg / 3 lb paleta de cerdo deshuesada

2 dientes de ajo machacados

2 cebolletas (cebolletas), picadas

250 ml / 8 fl oz / 1 taza de salsa de soja

120 ml / 4 fl oz / ½ taza de vino de arroz o jerez seco

100 g / 4 oz / ½ taza de azúcar morena

5 ml / 1 cucharadita de sal

Coloca la carne de cerdo en un bol. Mezclar el resto de los ingredientes, verter sobre la carne de cerdo, tapar y dejar macerar durante 3 horas. Transfiera la carne de cerdo y la marinada a una fuente para asar y ase en un horno precalentado a 200 ° C / 400 ° F / marca de gas 6 durante 10 minutos. Reduzca la temperatura a 160 ° C / 325 ° F / marca de gas 3 durante 1¾ horas hasta que la carne de cerdo esté cocida.

Cerdo Frío con Mostaza

Para 4 personas

1 kg / 2 lb de cerdo asado deshuesado

250 ml / 8 fl oz / 1 taza de salsa de soja

120 ml / 4 fl oz / ½ taza de vino de arroz o jerez seco

100 g / 4 oz / ½ taza de azúcar morena

3 cebolletas (cebolletas), picadas

5 ml / 1 cucharadita de sal

30 ml / 2 cucharadas de mostaza en polvo

Coloca la carne de cerdo en un bol. Mezclar todos los ingredientes restantes excepto la mostaza y verter sobre el cerdo. Deje marinar durante al menos 2 horas, rociando con frecuencia. Forre una fuente para asar con papel de aluminio y coloque la carne de cerdo sobre una rejilla en la fuente. Ase en un horno precalentado a 200 ° C / 400 ° F / marca de gas 6 durante 10 minutos y luego reduzca la temperatura a 160 ° C / 325 ° F / marca de gas 3 durante 1¾ horas más hasta que la carne de cerdo esté tierna. Dejar enfriar y luego enfriar en el frigorífico. Cortar en rodajas muy finas. Mezcle el polvo de mostaza con suficiente agua para hacer una pasta cremosa para servir con la carne de cerdo.

Cerdo asado chino

Para 6

1.25 kg / 3 lb de carne de cerdo, rebanada gruesa

2 dientes de ajo finamente picados

30 ml / 2 cucharadas de vino de arroz o jerez seco

15 ml / 1 cucharada de azúcar morena

15 ml / 1 cucharada de miel

90 ml / 6 cucharadas de salsa de soja

2,5 ml / ½ cucharadita de polvo de cinco especias

Coloca la carne de cerdo en un plato poco profundo. Mezcle los ingredientes restantes, vierta sobre la carne de cerdo, cubra y deje marinar en el refrigerador durante la noche, volteando y rociando ocasionalmente.

Colocar las lonchas de cerdo sobre una rejilla en una fuente para asar llena de un poco de agua y rociar bien con la marinada. Ase en un horno precalentado a 180 ° C / 350 ° F / marca de gas 5 durante aproximadamente 1 hora, rociando ocasionalmente, hasta que la carne de cerdo esté cocida.

Sirve de 6 a 8

30 ml / 2 cucharadas de aceite de cacahuete

1,25 kg / 3 lb de lomo de cerdo

250 ml / 8 fl oz / 1 taza de caldo de pollo

15 ml / 1 cucharada de azúcar morena

60 ml / 4 cucharadas de salsa de soja

900 g / 2 lb de espinacas

Calentar el aceite y dorar el cerdo por todos lados. Elimina la mayor parte de la grasa. Agregue el caldo, el azúcar y la salsa de soja, lleve a ebullición, tape y cocine a fuego lento durante aproximadamente 2 horas hasta que el cerdo esté cocido. Retire la carne de la sartén y déjala enfriar un poco, luego córtela. Agregue las espinacas a la sartén y cocine a fuego lento, revolviendo suavemente, hasta que se ablanden. Escurre las espinacas y colócalas en un plato para servir caliente. Cubra con las rodajas de cerdo y sirva.

Bolas de cerdo fritas

Para 4 personas

450 g / 1 libra de carne de cerdo picada (molida)
1 rodaja de raíz de jengibre, picada
15 ml / 1 cucharada de harina de maíz (maicena)
15 ml / 1 cucharada de agua
2,5 ml / ½ cucharadita de sal
10 ml / 2 cucharaditas de salsa de soja
aceite para freír

Mezclar el cerdo y el jengibre. Mezcle la harina de maíz, el agua, la sal y la salsa de soja, luego agregue la mezcla a la carne de cerdo y mezcle bien. Forme bolas del tamaño de una nuez. Calentar el aceite y freír las albóndigas hasta que suban a la superficie del aceite. Retirar del aceite y recalentar. Regrese la carne de cerdo a la sartén y fría por 1 minuto. Escurrir bien.

Rollitos de huevo de cerdo y gambas

Para 4 personas

30 ml / 2 cucharadas de aceite de cacahuete

225 g / 8 oz de carne de cerdo picada (molida)

225 g / 8 oz de gambas

100 g / 4 oz de hojas chinas, ralladas

100 g / 4 oz de brotes de bambú, cortados en tiras

100 g / 4 oz de castañas de agua, cortadas en tiras

10 ml / 2 cucharaditas de salsa de soja

5 ml / 1 cucharadita de sal

5 ml / 1 cucharadita de azúcar

3 cebolletas (cebolletas), finamente picadas

8 cáscaras de rollo de huevo

aceite para freír

Calentar el aceite y sofreír el cerdo hasta que esté sellado. Agrega las gambas y sofríe durante 1 minuto. Agregue las hojas chinas, los brotes de bambú, las castañas de agua, la salsa de soja, la sal y el azúcar y saltee durante 1 minuto, luego cubra y cocine a fuego lento durante 5 minutos. Agregue las cebolletas, conviértalas en un colador y déjelas escurrir.

Coloque unas cucharadas de la mezcla de relleno en el centro de la piel de cada rollo de huevo, doble la parte inferior, doble los lados y luego enrolle hacia arriba, encerrando el relleno. Selle el borde con un poco de la mezcla de harina y agua y déjelo secar durante 30 minutos. Calentar el aceite y freír los rollitos de huevo durante unos 10 minutos hasta que estén crujientes y dorados. Escurrir bien antes de servir.

Carne de cerdo picada al vapor

Para 4 personas

450 g / 1 libra de carne de cerdo picada (molida)

5 ml / 1 cucharadita de harina de maíz (maicena)

2,5 ml / ½ cucharadita de sal

10 ml / 2 cucharaditas de salsa de soja

Mezclar la carne de cerdo con el resto de los ingredientes y esparcir la mezcla en una fuente refractaria poco profunda. Coloque en una vaporera sobre agua hirviendo y cocine al vapor durante unos 30 minutos hasta que esté cocido. Servir caliente.

Cerdo Frito con Carne de Cangrejo

Para 4 personas

225 g / 8 oz de carne de cangrejo, en copos

100 g de champiñones picados

100 g / 4 oz de brotes de bambú, picados

5 ml / 1 cucharadita de harina de maíz (maicena)

2,5 ml / ½ cucharadita de sal

225 g / 8 oz de cerdo cocido, rebanado

1 clara de huevo, ligeramente batida

aceite para freír

15 ml / 1 cucharada de perejil de hoja plana fresco picado

Mezclar la carne de cangrejo, los champiñones, los brotes de bambú, la mayor parte de la harina de maíz y la sal. Cortar la carne en cuadrados de 5 cm. Haga sándwiches con la mezcla de carne de cangrejo. Cubrir con la clara de huevo. Calentar el aceite y freír los sándwiches de a poco hasta que se doren. Escurrir bien. Sirve espolvoreado con perejil.

Carne de cerdo con brotes de soja

Para 4 personas

30 ml / 2 cucharadas de aceite de cacahuete

2,5 ml / ½ cucharadita de sal

2 dientes de ajo machacados

450 g / 1 lb de brotes de soja

225 g / 8 oz de cerdo cocido, en cubos

120 ml / 4 fl oz / ½ taza de caldo de pollo

15 ml / 1 cucharada de salsa de soja

15 ml / 1 cucharada de vino de arroz o jerez seco

5 ml / 1 cucharadita de azúcar

15 ml / 1 cucharada de harina de maíz (maicena)

2,5 ml / ½ cucharadita de aceite de sésamo

3 cebolletas (cebolletas), picadas

Calentar el aceite y sofreír la sal y el ajo hasta que estén ligeramente dorados. Agrega los brotes de soja y la carne de cerdo y sofríe durante 2 minutos. Agrega la mitad del caldo, lleva a ebullición, tapa y cocina a fuego lento durante 3 minutos. Mezcle el caldo restante con el resto de los ingredientes, revuelva en la sartén, vuelva a hervir y cocine a fuego lento durante 4 minutos, revolviendo. Sirva espolvoreado con cebolleta.

Pollo con brotes de bambú

Para 4 personas

45 ml / 3 cucharadas de aceite de maní (maní)

1 diente de ajo machacado

1 cebolla tierna (cebolleta), picada

1 rodaja de raíz de jengibre, picada

225 g / 8 oz de pechuga de pollo, cortada en rodajas

225 g / 8 oz de brotes de bambú, cortados en astillas

45 ml / 3 cucharadas de salsa de soja

15 ml / 1 cucharada de vino de arroz o jerez seco

5 ml / 1 cucharadita de harina de maíz (maicena)

Calentar el aceite y sofreír el ajo, la cebolleta y el jengibre hasta que estén ligeramente dorados. Agrega el pollo y sofríe durante 5 minutos. Agrega los brotes de bambú y sofríe durante 2 minutos. Agregue la salsa de soja, el vino o el jerez y la harina de maíz y saltee durante unos 3 minutos hasta que el pollo esté bien cocido.

Jamón al vapor

Sirve de 6 a 8

900 g / 2 lb de jamón fresco

30 ml / 2 cucharadas de azúcar morena

60 ml / 4 cucharadas de vino de arroz o jerez seco

Coloque el jamón en un plato resistente al calor sobre una rejilla, tápelo y cocine al vapor sobre agua hirviendo durante aproximadamente 1 hora. Agregue el azúcar y el vino o jerez al plato, tape y cocine al vapor durante 1 hora más o hasta que el jamón esté cocido. Dejar enfriar en el bol antes de cortar.

Para 4 personas

4 lonjas de tocino, anilladas y picadas

2,5 ml / ½ cucharadita de sal

1 rodaja de raíz de jengibre, picada

½ repollo, rallado

75 ml / 5 cucharadas de caldo de pollo

15 ml / 1 cucharada de salsa de ostras

Fríe el tocino hasta que esté crujiente y luego retíralo de la sartén. Agrega la sal y el jengibre y sofríe durante 2 minutos. Agregue el repollo y revuelva bien, luego agregue el tocino y agregue el caldo, cubra y cocine a fuego lento durante unos 5 minutos hasta que el repollo esté tierno pero aún ligeramente crujiente. Agregue la salsa de ostras, cubra y cocine a fuego lento durante 1 minuto antes de servir.

Pollo con almendras

Para 4 a 6 porciones

375 ml / 13 fl oz / 1½ tazas de caldo de pollo

60 ml / 4 cucharadas de vino de arroz o jerez seco

45 ml / 3 cucharadas de harina de maíz (maicena)

15 ml / 1 cucharada de salsa de soja

4 pechugas de pollo

1 clara de huevo

2,5 ml / ½ cucharadita de sal

aceite para freír

75 g / 3 oz / ½ taza de almendras blanqueadas

1 zanahoria grande, cortada en cubitos

5 ml / 1 cucharadita de raíz de jengibre rallada

6 cebolletas (cebolletas), en rodajas

3 tallos de apio, en rodajas

100 g / 4 oz de champiñones, en rodajas

100 g / 4 oz de brotes de bambú, en rodajas

Mezclar el caldo, la mitad del vino o jerez, 30 ml / 2 cucharadas de harina de maíz y la salsa de soja en una cacerola. Lleve a ebullición, revolviendo, luego cocine a fuego lento durante 5 minutos hasta que la mezcla espese. Retirar del fuego y mantener caliente.

Retire la piel y los huesos del pollo y córtelo en trozos de 2,5 cm / 1. Mezcle el resto del vino o jerez y la maicena, la clara de huevo y la sal, agregue los trozos de pollo y revuelva bien. Calentar el aceite y freír los trozos de pollo unos a la vez durante unos 5 minutos hasta que se doren. Escurrir bien. Retire todo menos 30 ml / 2 cucharadas de aceite de la sartén y saltee las almendras durante 2 minutos hasta que estén doradas. Escurrir bien. Agrega la zanahoria y el jengibre a la sartén y sofríe durante 1 minuto. Agregue las verduras restantes y saltee durante unos 3 minutos hasta que las verduras estén tiernas pero aún crujientes. Regrese el pollo y las almendras a la sartén con la salsa y revuelva a fuego moderado durante unos minutos hasta que esté bien caliente.

Pollo con Almendras y Castañas de Agua

Para 4 personas

6 hongos chinos secos

4 trozos de pollo deshuesados

100 g / 4 oz de almendras molidas

sal y pimienta recién molida

60 ml / 4 cucharadas de aceite de cacahuete

100 g / 4 oz de castañas de agua, en rodajas

75 ml / 5 cucharadas de caldo de pollo

30 ml / 2 cucharadas de salsa de soja

Remojar los champiñones en agua tibia durante 30 minutos y luego escurrir. Deseche los tallos y corte las tapas. Cortar el pollo en rodajas finas. Sazone las almendras generosamente con sal y pimienta y cubra las rodajas de pollo con las almendras. Calentar el aceite y sofreír el pollo hasta que esté ligeramente dorado. Agrega los champiñones, las castañas de agua, el caldo y la salsa de soja, lleva a ebullición, tapa y cocina a fuego lento unos minutos hasta que el pollo esté cocido.

Pollo con Almendras y Verduras

Para 4 personas

75 ml / 5 cucharadas de aceite de maní (maní)

4 rodajas de raíz de jengibre, picadas

5 ml / 1 cucharadita de sal

100 g / 4 oz de col china, rallada

50 g / 2 oz de brotes de bambú, cortados en cubitos

50 g / 2 oz de champiñones, cortados en cubitos

2 tallos de apio, cortados en cubitos

3 castañas de agua, cortadas en cubitos

120 ml / 4 fl oz / ½ taza de caldo de pollo

225 g / 8 oz de pechuga de pollo, cortada en cubitos

15 ml / 1 cucharada de vino de arroz o jerez seco

50 g / 2 oz de tirabeques (guisantes)

100 g / 4 oz de almendras en copos, tostadas

10 ml / 2 cucharaditas de harina de maíz (maicena)

15 ml / 1 cucharada de agua

Calentar la mitad del aceite y sofreír el jengibre y la sal durante 30 segundos. Agrega el repollo, los brotes de bambú, los champiñones, el apio y las castañas de agua y sofríe durante 2 minutos. Agrega el caldo, lleva a ebullición, tapa y cocina a fuego lento durante 2 minutos. Retire las verduras y la salsa de la

121

sartén. Calentar el aceite restante y freír el pollo durante 1 minuto. Agrega el vino o jerez y sofríe durante 1 minuto. Regrese las verduras a la sartén con el tirabeque y las almendras y cocine a fuego lento durante 30 segundos. Mezcle la harina de maíz y el agua hasta obtener una pasta, revuélvala con la salsa y cocine a fuego lento, revolviendo, hasta que la salsa espese.

Pollo al anís

Para 4 personas

75 ml / 5 cucharadas de aceite de maní (maní)

2 cebollas picadas

1 diente de ajo picado

2 rodajas de raíz de jengibre picadas

15 ml / 1 cucharada de harina común (para todo uso)

30 ml / 2 cucharadas de curry en polvo

450 g / 1 libra de pollo, en cubos

15 ml / 1 cucharada de azúcar

30 ml / 2 cucharadas de salsa de soja

450 ml / ¾ pt / 2 tazas de caldo de pollo

2 dientes de anís estrellado

225 g / 8 oz de papas, cortadas en cubitos

Calentar la mitad del aceite y freír las cebollas hasta que estén ligeramente doradas y luego retirarlas de la sartén. Calentar el aceite restante y freír el ajo y el jengibre durante 30 segundos. Agregue la harina y el curry en polvo y cocine por 2 minutos. Regrese las cebollas a la sartén, agregue el pollo y sofría por 3 minutos. Agregue el azúcar, la salsa de soja, el caldo y el anís, lleve a ebullición, tape y cocine a fuego lento durante 15 minutos. Agregue las papas, vuelva a hervir, tape y cocine a fuego lento durante 20 minutos más hasta que estén tiernas.

Pollo con Albaricoques

Para 4 personas

4 trozos de pollo

sal y pimienta recién molida

pizca de jengibre molido

60 ml / 4 cucharadas de aceite de cacahuete

225 g / 8 oz de albaricoques enlatados, cortados por la mitad

300 ml / ½ pt / 1¼ tazas de salsa agridulce

30 ml / 2 cucharadas de almendras en copos, tostadas

Sazone el pollo con sal, pimienta y jengibre. Calentar el aceite y sofreír el pollo hasta que esté ligeramente dorado. Tape y cocine por unos 20 minutos hasta que estén tiernos, volteándolos ocasionalmente. Escurre el aceite. Agregue los albaricoques y la salsa a la sartén, lleve a ebullición, cubra y cocine a fuego lento durante unos 5 minutos o hasta que esté bien caliente. Adorne con almendras en copos.

Pollo con Espárragos

Para 4 personas

45 ml / 3 cucharadas de aceite de maní (maní)

5 ml / 1 cucharadita de sal

1 diente de ajo machacado

1 cebolla tierna (cebolleta), picada

1 pechuga de pollo en rodajas

30 ml / 2 cucharadas de salsa de frijoles negros

350 g / 12 oz de espárragos, cortados en trozos de 2,5 cm / 1

120 ml / 4 fl oz / ½ taza de caldo de pollo

5 ml / 1 cucharadita de azúcar

15 ml / 1 cucharada de harina de maíz (maicena)

45 ml / 3 cucharadas de agua

Calentar la mitad del aceite y sofreír la sal, el ajo y la cebolleta hasta que estén ligeramente dorados. Agrega el pollo y fríelo hasta que tenga un color ligero. Agregue la salsa de frijoles negros y revuelva para cubrir el pollo. Agrega los espárragos, el caldo y el azúcar, lleva a ebullición, tapa y cocina a fuego lento durante 5 minutos hasta que el pollo esté tierno. Mezcle la harina de maíz y el agua hasta obtener una pasta, revuélvala en la sartén y cocine a fuego lento, revolviendo, hasta que la salsa se aclare y espese.

Pollo con Berenjena

Para 4 personas

225 g / 8 oz de pollo, en rodajas

15 ml / 1 cucharada de salsa de soja

15 ml / 1 cucharada de vino de arroz o jerez seco

15 ml / 1 cucharada de harina de maíz (maicena)

1 berenjena (berenjena), pelada y cortada en tiras

30 ml / 2 cucharadas de aceite de cacahuete

2 chiles rojos secos

2 dientes de ajo machacados

75 ml / 5 cucharadas de caldo de pollo

Coloca el pollo en un bol. Mezclar la salsa de soja, el vino o el jerez y la maicena, incorporar al pollo y dejar reposar 30 minutos. Escaldar la berenjena en agua hirviendo durante 3 minutos y escurrir bien. Calentar el aceite y sofreír los pimientos hasta que se oscurezcan, luego retirarlos y desecharlos. Agrega el ajo y el pollo y sofríe hasta que estén ligeramente coloreados. Agregue el caldo y la berenjena, lleve a ebullición, tape y cocine a fuego lento durante 3 minutos, revolviendo ocasionalmente.

Pollo enrollado con tocino

Para 4 a 6 porciones

225 g / 8 oz de pollo, en cubos

30 ml / 2 cucharadas de salsa de soja

15 ml / 1 cucharada de vino de arroz o jerez seco

5 ml / 1 cucharadita de azúcar

5 ml / 1 cucharadita de aceite de sésamo

sal y pimienta recién molida

225 g / 8 oz lonchas de tocino

1 huevo, ligeramente batido

100 g / 4 oz de harina común (para todo uso)

aceite para freír

4 tomates, en rodajas

Mezclar el pollo con la salsa de soja, vino o jerez, azúcar, aceite de sésamo, sal y pimienta. Tape y deje marinar durante 1 hora, revolviendo ocasionalmente, luego retire el pollo y deseche la marinada. Corta el tocino en trozos y envuélvelo alrededor de los cubos de pollo. Batir los huevos con la harina para hacer una masa espesa, agregando un poco de leche si es necesario. Sumerge los cubos en la masa. Calentar el aceite y freír los cubos hasta que estén dorados y bien cocidos. Sirve adornado con tomates.

Para 4 personas

45 ml / 3 cucharadas de aceite de maní (maní)

1 diente de ajo machacado

1 cebolla tierna (cebolleta), picada

1 rodaja de raíz de jengibre, picada

225 g / 8 oz de pechuga de pollo, cortada en rodajas

225 g / 8 oz de brotes de soja

45 ml / 3 cucharadas de salsa de soja

15 ml / 1 cucharada de vino de arroz o jerez seco

5 ml / 1 cucharadita de harina de maíz (maicena)

Calentar el aceite y sofreír el ajo, la cebolleta y el jengibre hasta que estén ligeramente dorados. Agrega el pollo y sofríe durante 5 minutos. Agrega los brotes de soja y sofríe durante 2 minutos. Agregue la salsa de soja, el vino o el jerez y la harina de maíz y saltee durante unos 3 minutos hasta que el pollo esté bien cocido.

Pollo con Salsa de Frijoles Negros

Para 4 personas

30 ml / 2 cucharadas de aceite de cacahuete

5 ml / 1 cucharadita de sal

30 ml / 2 cucharadas de salsa de frijoles negros

2 dientes de ajo machacados

450 g / 1 libra de pollo, cortado en cubitos

250 ml / 8 fl oz / 1 taza de caldo

1 pimiento verde cortado en cubitos

1 cebolla picada

15 ml / 1 cucharada de salsa de soja

pimienta recién molida

15 ml / 1 cucharada de harina de maíz (maicena)

45 ml / 3 cucharadas de agua

Calentar el aceite y freír la sal, los frijoles negros y el ajo durante 30 segundos. Agrega el pollo y sofríe hasta que esté ligeramente dorado. Agregue el caldo, lleve a ebullición, tape y cocine a fuego lento durante 10 minutos. Agregue el pimiento, la cebolla, la salsa de soja y el pimiento, tape y cocine a fuego lento durante 10 minutos más. Mezcle la harina de maíz y el agua hasta obtener una pasta, agregue la salsa y cocine a fuego lento, revolviendo, hasta que la salsa se espese y el pollo esté tierno.

Pollo con Brócoli

Para 4 personas

450 g / 1 lb de carne de pollo, cortada en cubitos

225 g / 8 oz de hígados de pollo

45 ml / 3 cucharadas de harina normal (para todo uso)

45 ml / 3 cucharadas de aceite de maní (maní)

1 cebolla cortada en cubitos

1 pimiento rojo cortado en cubitos

1 pimiento verde cortado en cubitos

225 g / 8 oz de floretes de brócoli

4 rodajas de piña, cortadas en cubitos

30 ml / 2 cucharadas de puré de tomate (pasta)

30 ml / 2 cucharadas de salsa hoisin

30 ml / 2 cucharadas de miel

30 ml / 2 cucharadas de salsa de soja

300 ml / ½ pt / 1¼ tazas de caldo de pollo

10 ml / 2 cucharaditas de aceite de sésamo

Mezcle el pollo y los hígados de pollo en la harina. Calentar el aceite y sofreír el hígado durante 5 minutos y luego retirar de la sartén. Agrega el pollo, tapa y fríe a fuego moderado durante 15 minutos, revolviendo de vez en cuando. Agrega las verduras y la piña y sofríe durante 8 minutos. Regrese los hígados al wok, agregue los ingredientes restantes y lleve a ebullición. Cocine a fuego lento, revolviendo, hasta que la salsa espese.

Pollo con Repollo y Maní

Para 4 personas

45 ml / 3 cucharadas de aceite de maní (maní)

30 ml / 2 cucharadas de cacahuetes

450 g / 1 libra de pollo, cortado en cubitos

½ repollo, cortado en cuadritos

15 ml / 1 cucharada de salsa de frijoles negros

2 chiles rojos picados

5 ml / 1 cucharadita de sal

Calentar un poco de aceite y freír los cacahuetes durante unos minutos, revolviendo continuamente. Retirar, escurrir y triturar. Calentar el aceite restante y sofreír el pollo y el repollo hasta que estén ligeramente dorados. Retirar de la sartén. Agrega la salsa de frijoles negros y las guindillas y sofríe durante 2 minutos. Regrese el pollo y el repollo a la sartén con el maní triturado y sazone con sal. Sofreír hasta que esté bien caliente y luego servir de inmediato.

Para 4 personas

30 ml / 2 cucharadas de salsa de soja

30 ml / 2 cucharadas de harina de maíz (maicena)

15 ml / 1 cucharada de vino de arroz o jerez seco

350 g / 12 oz de pollo, en cubos

45 ml / 3 cucharadas de aceite de maní (maní)

2,5 ml / ½ cucharadita de sal

2 dientes de ajo machacados

225 g / 8 oz de champiñones, en rodajas

100 g / 4 oz de castañas de agua, en rodajas

100 g / 4 oz de brotes de bambú

50 g / 2 oz de tirabeques (guisantes)

225 g / 8 oz / 2 tazas de anacardos

300 ml / ½ pt / 1¼ tazas de caldo de pollo

Mezclar la salsa de soja, la maicena y el vino o jerez, verter sobre el pollo, tapar y dejar macerar durante al menos 1 hora. Calentar 30 ml / 2 cucharadas de aceite con la sal y el ajo y freír hasta que el ajo esté ligeramente dorado. Agrega el pollo con la marinada y sofríe durante 2 minutos hasta que el pollo esté ligeramente dorado. Añadir los champiñones, las castañas de agua, los brotes de bambú y el tirabeque y sofreír durante 2 minutos. Mientras tanto, calentar el aceite restante en una sartén aparte y freír los anacardos a fuego suave durante unos minutos hasta que se doren. Añádelos a la sartén con el caldo, lleva a ebullición, tapa y cocina a fuego lento durante 5 minutos. Si la salsa no se ha espesado lo suficiente, agregue un poco de harina de maíz mezclada con una cucharada de agua y revuelva hasta que la salsa espese y se aclare.

Pollo con Castañas

Para 4 personas

225 g / 8 oz de pollo, en rodajas

5 ml / 1 cucharadita de sal

15 ml / 1 cucharada de salsa de soja

aceite para freír

250 ml / 8 fl oz / 1 taza de caldo de pollo

200 g / 7 oz de castañas de agua, picadas

225 g / 8 oz de castañas, picadas

225 g / 8 oz de champiñones, en cuartos

15 ml / 1 cucharada de perejil fresco picado

Espolvoree el pollo con sal y salsa de soja y frótelo bien en el pollo. Calentar el aceite y sofreír el pollo hasta que esté dorado, retirar y escurrir. Coloque el pollo en una sartén con el caldo, lleve a ebullición y cocine a fuego lento durante 5 minutos. Agrega las castañas de agua, las castañas y los champiñones, tapa y cocina a fuego lento durante unos 20 minutos hasta que todo esté tierno. Sirve adornado con perejil.

Pollo picante

Para 4 personas

350 g / 1 libra de carne de pollo, en cubos

1 huevo, ligeramente batido

10 ml / 2 cucharaditas de salsa de soja

2,5 ml / ½ cucharadita de harina de maíz (maicena)

aceite para freír

1 pimiento verde cortado en cubitos

4 dientes de ajo machacados

2 chiles rojos, rallados

5 ml / 1 cucharadita de pimienta recién molida

5 ml / 1 cucharadita de vinagre de vino

5 ml / 1 cucharadita de agua

2,5 ml / ½ cucharadita de azúcar

2,5 ml / ½ cucharadita de aceite de chile

2,5 ml / ½ cucharadita de aceite de sésamo

Mezclar el pollo con el huevo, la mitad de la salsa de soja y la maicena y dejar reposar 30 minutos. Calentar el aceite y sofreír el pollo hasta que esté dorado y escurrir bien. Vierta todo menos 15 ml / 1 cucharada de aceite de la sartén, agregue la pimienta, el ajo y los chiles y fría durante 30 segundos. Agrega la pimienta, el vinagre de vino, el agua y el azúcar y sofríe durante 30 segundos.

Regrese el pollo a la sartén y saltee durante unos minutos hasta que esté bien cocido. Sirva espolvoreado con ají y aceite de sésamo.

Pollo Salteado con Chile

Para 4 personas

225 g / 8 oz de pollo, en rodajas

2,5 ml / ½ cucharadita de salsa de soja

2,5 ml / ½ cucharadita de aceite de sésamo

2,5 ml / ½ cucharadita de vino de arroz o jerez seco

5 ml / 1 cucharadita de harina de maíz (maicena)

sal

45 ml / 3 cucharadas de aceite de maní (maní)

100 g / 4 oz de espinacas

4 cebolletas (cebolletas), picadas

2,5 ml / ½ cucharadita de chile en polvo

15 ml / 1 cucharada de agua

1 tomate en rodajas

Mezclar el pollo con la salsa de soja, aceite de sésamo, vino o jerez, la mitad de la maicena y una pizca de sal. Dejar reposar 30 minutos. Calentar 15 ml / 1 cucharada de aceite y freír el pollo hasta que esté ligeramente dorado. Retirar del wok. Calentar 15 ml / 1 cucharada de aceite y sofreír las espinacas hasta que se ablanden y luego retirarlas del wok. Calentar el aceite restante y sofreír las cebolletas, la guindilla en polvo, el agua y la harina de maíz restante durante 2 minutos. Agregue el pollo y saltee rápidamente. Coloque las espinacas alrededor de un plato para servir caliente, cubra con el pollo y sirva adornado con tomates.

Chop Suey de Pollo

Para 4 personas

100 g / 4 oz de hojas chinas, ralladas

100 g / 4 oz de brotes de bambú, cortados en tiras

60 ml / 4 cucharadas de aceite de cacahuete

3 cebolletas (cebolletas), en rodajas

2 dientes de ajo machacados

1 rodaja de raíz de jengibre, picada

225 g / 8 oz de pechuga de pollo, cortada en tiras

45 ml / 3 cucharadas de salsa de soja

15 ml / 1 cucharada de vino de arroz o jerez seco

5 ml / 1 cucharadita de sal

2,5 ml / ½ cucharadita de azúcar

pimienta recién molida

15 ml / 1 cucharada de harina de maíz (maicena)

Escaldar las hojas chinas y los brotes de bambú en agua hirviendo durante 2 minutos. Escurrir y secar. Calentar 45 ml / 3 cucharadas de aceite y sofreír la cebolla, el ajo y el jengibre hasta que estén ligeramente dorados. Agrega el pollo y sofríe durante 4 minutos. Retirar de la sartén. Calentar el aceite restante y sofreír las verduras durante 3 minutos. Agrega el pollo, la salsa de soja, el vino o jerez, la sal, el azúcar y una pizca de pimienta y sofríe durante 1 minuto. Mezcle la harina de maíz con un poco de agua, revuélvala con la salsa y cocine a fuego lento, revolviendo, hasta que la salsa se aclare y espese.

Pollo chow mein

Para 4 personas

30 ml / 2 cucharadas de aceite de cacahuete

2 dientes de ajo machacados

450 g / 1 libra de pollo, en rodajas

225 g / 8 oz de brotes de bambú, en rodajas

100 g / 4 oz de apio, en rodajas

225 g / 8 oz de champiñones, en rodajas

450 ml / ¾ pt / 2 tazas de caldo de pollo

225 g / 8 oz de brotes de soja

4 cebollas, cortadas en gajos

30 ml / 2 cucharadas de salsa de soja

30 ml / 2 cucharadas de harina de maíz (maicena)

225 g / 8 oz de fideos chinos secos

Calentar el aceite con el ajo hasta que esté ligeramente dorado, luego agregar el pollo y sofreír durante 2 minutos hasta que esté ligeramente dorado. Agrega los brotes de bambú, el apio y los champiñones y sofríe durante 3 minutos. Agregue la mayor parte del caldo, lleve a ebullición, tape y cocine a fuego lento durante 8 minutos. Agregue los brotes de soja y las cebollas y cocine a fuego lento durante 2 minutos, revolviendo, hasta que quede un poco de caldo. Mezcle el caldo restante con la salsa de soja y la maicena. Revuélvalo en la sartén y cocine a fuego lento, revolviendo, hasta que la salsa se aclare y espese.

Mientras tanto, cocine los fideos en agua hirviendo con sal durante unos minutos, de acuerdo con las instrucciones del paquete. Escurrir bien, mezclar con la mezcla de pollo y servir de inmediato.

Pollo crujiente con especias

Para 4 personas

450 g / 1 libra de carne de pollo, cortada en trozos

30 ml / 2 cucharadas de salsa de soja

30 ml / 2 cucharadas de salsa de ciruela

45 ml / 3 cucharadas de chutney de mango

1 diente de ajo machacado

2,5 ml / ½ cucharadita de jengibre molido

unas gotas de brandy

30 ml / 2 cucharadas de harina de maíz (maicena)

2 huevos batidos

100 g / 4 oz / 1 taza de pan rallado seco

30 ml / 2 cucharadas de aceite de cacahuete

6 cebolletas (cebolletas), picadas

1 pimiento rojo cortado en cubitos

1 pimiento verde cortado en cubitos

30 ml / 2 cucharadas de salsa de soja

30 ml / 2 cucharadas de miel

30 ml / 2 cucharadas de vinagre de vino

Coloca el pollo en un bol. Mezclar las salsas, el chutney, el ajo, el jengibre y el brandy, verter sobre el pollo, tapar y dejar macerar durante 2 horas. Escurrir el pollo y espolvorearlo con harina de maíz. Cubrir con huevos y luego pan rallado. Calentar el aceite y freír el pollo hasta que se dore. Retirar de la sartén. Agrega las verduras y sofríe durante 4 minutos y luego retira. Escurre el aceite de la sartén y luego regresa el pollo y las verduras a la sartén con los ingredientes restantes. Llevar a ebullición y calentar antes de servir.

Pollo Frito con Pepino

Para 4 personas

225 g / 8 oz de carne de pollo

1 clara de huevo

2,5 ml / ½ cucharadita de harina de maíz (maicena)

sal

½ pepino

30 ml / 2 cucharadas de aceite de cacahuete

100 g / 4 oz de champiñones

50 g / 2 oz de brotes de bambú, cortados en tiras

50 g / 2 oz de jamón, cortado en cubitos

15 ml / 1 cucharada de agua

2,5 ml / ½ cucharadita de sal

2,5 ml / ½ cucharadita de vino de arroz o jerez seco

2,5 ml / ½ cucharadita de aceite de sésamo

Cortar el pollo en rodajas y cortarlo en trozos. Mezclar con la clara de huevo, la maicena y la sal y dejar reposar. Cortar el pepino por la mitad a lo largo y cortar en diagonal en rodajas gruesas. Calentar el aceite y sofreír el pollo hasta que esté ligeramente dorado y luego retirar de la sartén. Agrega el pepino y los brotes de bambú y sofríe durante 1 minuto. Regrese el pollo a la sartén con el jamón, agua, sal y vino o jerez. Lleve a ebullición y cocine a fuego lento hasta que el pollo esté tierno. Sirve espolvoreado con aceite de sésamo.

Pollo al curry con chile

Para 4 personas

120 ml / 4 fl oz / ½ taza de aceite de maní (maní)

4 trozos de pollo

1 cebolla picada

5 ml / 1 cucharadita de curry en polvo

5 ml / 1 cucharadita de salsa de chile

15 ml / 1 cucharada de vino de arroz o jerez seco

2,5 ml / ½ cucharadita de sal

600 ml / 1 pt / 2½ tazas de caldo de pollo

15 ml / 1 cucharada de harina de maíz (maicena)

45 ml / 3 cucharadas de agua

5 ml / 1 cucharadita de aceite de sésamo

Calentar el aceite y freír los trozos de pollo hasta que estén dorados por ambos lados y luego retirarlos de la sartén. Agrega la cebolla, el curry en polvo y la salsa de chiles y sofríe durante 1 minuto. Agregue el vino o el jerez y la sal, revuelva bien, luego regrese el pollo a la sartén y revuelva nuevamente. Agregue el caldo, lleve a ebullición y cocine a fuego lento durante unos 30 minutos hasta que el pollo esté tierno. Si la salsa no se ha reducido lo suficiente, mezcle la harina de maíz y el agua hasta obtener una pasta, agregue un poco a la salsa y cocine a fuego lento, revolviendo, hasta que la salsa espese. Sirve espolvoreado con aceite de sésamo.

Pollo al curry chino

Para 4 personas

45 ml / 3 cucharadas de curry en polvo

1 cebolla en rodajas

350 g / 12 oz de pollo, cortado en cubitos

150 ml / ¼ pt / generosa ½ taza de caldo de pollo

5 ml / 1 cucharadita de sal

10 ml / 2 cucharaditas de harina de maíz (maicena)

15 ml / 1 cucharada de agua

Caliente el curry en polvo y la cebolla en una sartén seca durante 2 minutos, agitando la sartén para cubrir la cebolla. Agregue el pollo y revuelva hasta que esté bien cubierto de curry en polvo. Agregue el caldo y la sal, lleve a ebullición, tape y cocine a fuego lento durante unos 5 minutos hasta que el pollo esté tierno. Mezcle la harina de maíz y el agua hasta obtener una pasta, revuelva en la sartén y cocine a fuego lento, revolviendo, hasta que la salsa espese.

Pollo al curry rápido

Para 4 personas

450 g / 1 lb de pechugas de pollo, en cubos

45 ml / 3 cucharadas de vino de arroz o jerez seco

50 g / 2 oz de harina de maíz (maicena)

1 clara de huevo

sal

150 ml / ¼ pt / generosa ½ taza de aceite de maní (maní)

15 ml / 1 cucharada de curry en polvo

10 ml / 2 cucharaditas de azúcar morena

150 ml / ¼ pt / generosa ½ taza de caldo de pollo

Mezcle los cubos de pollo y el jerez. Reserva 10 ml / 2 cucharaditas de harina de maíz. Batir la clara de huevo con la harina de maíz restante y una pizca de sal y luego mezclar con el pollo hasta que esté bien cubierto. Calentar el aceite y sofreír el pollo hasta que esté cocido y dorado. Retirar de la sartén y escurrir todo menos 15 ml / 1 cucharada de aceite. Agregue la harina de maíz reservada, el curry en polvo y el azúcar y fría durante 1 minuto. Agregue el caldo, lleve a ebullición y cocine a fuego lento, revolviendo continuamente, hasta que la salsa espese. Regrese el pollo a la sartén, revuelva y vuelva a calentar antes de servir.

Pollo al Curry con Patatas

Para 4 personas

45 ml / 3 cucharadas de aceite de maní (maní)

2,5 ml / ½ cucharadita de sal

1 diente de ajo machacado

750 g / 1½ lb de pollo, en cubos

225 g / 8 oz de papas, en cubos

4 cebollas, cortadas en gajos

15 ml / 1 cucharada de curry en polvo

450 ml / ¾ pt / 2 tazas de caldo de pollo

225 g / 8 oz de champiñones, en rodajas

Calentar el aceite con la sal y el ajo, agregar el pollo y sofreír hasta que esté ligeramente dorado. Agrega las patatas, la cebolla y el curry en polvo y sofríe durante 2 minutos. Agregue el caldo, lleve a ebullición, tape y cocine a fuego lento durante unos 20 minutos hasta que el pollo esté cocido, revolviendo ocasionalmente. Agregue los champiñones, retire la tapa y cocine a fuego lento durante 10 minutos más hasta que el líquido se haya reducido.

Patas de pollo fritas

Para 4 personas

2 muslos de pollo grandes, deshuesados

2 cebolletas (cebolletas)

1 rodaja de jengibre, batido

120 ml / 4 fl oz / ½ taza de salsa de soja

5 ml / 1 cucharadita de vino de arroz o jerez seco

aceite para freír

5 ml / 1 cucharadita de aceite de sésamo

pimienta recién molida

Extienda la carne de pollo y márquela por todas partes. Batir 1 cebolla tierna y picar la otra. Mezcle las cebolletas tiernas aplastadas con el jengibre, la salsa de soja y el vino o jerez. Verter sobre el pollo y dejar macerar durante 30 minutos. Retirar y escurrir. Coloque en un plato sobre una rejilla para vaporera y cocine al vapor durante 20 minutos.

Calentar el aceite y sofreír el pollo durante unos 5 minutos hasta que se dore. Retirar de la sartén, escurrir bien y cortar en rodajas gruesas, luego colocar las rodajas en un plato para servir caliente. Calentar el aceite de sésamo, añadir la cebolleta picada y el pimiento, verter sobre el pollo y servir.

Pollo Frito con Salsa de Curry

Para 4 personas

1 huevo, ligeramente batido

30 ml / 2 cucharadas de harina de maíz (maicena)

25 g / 1 oz / ¼ taza de harina común (para todo uso)

2,5 ml / ½ cucharadita de sal

225 g / 8 oz de pollo, en cubos

aceite para freír

30 ml / 2 cucharadas de aceite de cacahuete

30 ml / 2 cucharadas de curry en polvo

60 ml / 4 cucharadas de vino de arroz o jerez seco

Batir el huevo con la maicena, la harina y la sal hasta obtener una masa espesa. Vierta sobre el pollo y revuelva bien para cubrir. Calentar el aceite y sofreír el pollo hasta que esté dorado y bien cocido. Mientras tanto, calentar el aceite y freír el curry en polvo durante 1 minuto. Agregue el vino o jerez y deje hervir. Coloque el pollo en un plato caliente y vierta sobre la salsa de curry.

pollo borracho

Para 4 personas

450 g / 1 libra de filete de pollo, cortado en trozos

60 ml / 4 cucharadas de salsa de soja

30 ml / 2 cucharadas de salsa hoisin

30 ml / 2 cucharadas de salsa de ciruela

30 ml / 2 cucharadas de vinagre de vino

2 dientes de ajo machacados

pizca de sal

unas gotas de aceite de guindilla

2 claras de huevo

60 ml / 4 cucharadas de harina de maíz (maicena)

aceite para freír

200 ml / ½ pt / 1¼ tazas de vino de arroz o jerez seco

Coloca el pollo en un bol. Mezclar las salsas y el vinagre de vino, el ajo, la sal y el aceite de guindilla, verter sobre el pollo y dejar marinar en el frigorífico durante 4 horas. Batir las claras de huevo hasta que estén firmes e incorporar la maicena. Retire el pollo de la marinada y cúbralo con la mezcla de clara de huevo. Calentar el aceite y sofreír el pollo hasta que esté bien cocido y dorado. Escurrir bien sobre papel de cocina y colocar en un bol.

Verter sobre el vino o jerez, tapar y dejar macerar en el frigorífico durante 12 horas. Retirar el pollo del vino y servir frío.

Pollo Salado con Huevos

Para 4 personas

30 ml / 2 cucharadas de aceite de cacahuete

4 trozos de pollo

2 cebolletas (cebolletas), picadas

1 diente de ajo machacado

1 rodaja de raíz de jengibre, picada

175 ml / 6 fl oz / ¾ taza de salsa de soja

30 ml / 2 cucharadas de vino de arroz o jerez seco

30 ml / 2 cucharadas de azúcar morena

5 ml / 1 cucharadita de sal

375 ml / 13 fl oz / 1½ tazas de agua

4 huevos duros (duros)

15 ml / 1 cucharada de harina de maíz (maicena)

Calentar el aceite y freír los trozos de pollo hasta que estén dorados. Agrega las cebolletas, el ajo y el jengibre y sofríe durante 2 minutos. Agregue la salsa de soja, el vino o el jerez, el azúcar y la sal y revuelva bien. Agrega el agua y lleva a ebullición, tapa y cocina a fuego lento durante 20 minutos. Agregue los huevos duros, tape y cocine por 15 minutos más. Mezcle la harina de maíz con un poco de agua, revuélvala con la salsa y cocine a fuego lento, revolviendo, hasta que la salsa se aclare y espese.

Rollos de huevo de gallina

Para 4 personas

4 hongos chinos secos

100 g / 4 oz de pollo, cortado en tiras

5 ml / 1 cucharadita de harina de maíz (maicena)

15 ml / 1 cucharada de salsa de soja

2,5 ml / ½ cucharadita de sal

2,5 ml / ½ cucharadita de azúcar

60 ml / 4 cucharadas de aceite de cacahuete

225 g / 8 oz de brotes de soja

3 cebolletas (cebolletas), picadas

100 g / 4 oz de espinacas

12 pieles de rollitos de huevo

1 huevo batido

aceite para freír

Remojar los champiñones en agua tibia durante 30 minutos y luego escurrir. Desechar los tallos y picar las tapas. Coloca el pollo en un bol. Mezcle la harina de maíz con 5 ml / 1 cucharadita de salsa de soja, la sal y el azúcar y agregue al pollo. Dejar reposar durante 15 minutos. Calentar la mitad del aceite y sofreír el pollo hasta que esté ligeramente dorado. Escaldar los brotes de soja en agua hirviendo durante 3 minutos y luego escurrir. Calentar el aceite restante y sofreír las cebolletas hasta que estén ligeramente doradas. Agregue los champiñones, los brotes de soja, las espinacas y el resto de la salsa de soja.

Agregue el pollo y saltee durante 2 minutos. Dejar enfriar.

Coloque un poco de relleno en el centro de cada piel y cepille los bordes con huevo batido. Doble los lados y luego enrolle los rollos de huevo, sellando los bordes con huevo. Calentar el aceite y sofreír los rollitos de huevo hasta que estén crujientes y dorados.

Para 4 personas

30 ml / 2 cucharadas de aceite de cacahuete

4 filetes de pechuga de pollo, cortados en tiras

1 pimiento rojo cortado en tiras

1 pimiento verde cortado en tiritas

45 ml / 3 cucharadas de salsa de soja

45 ml / 3 cucharadas de vino de arroz o jerez seco

250 ml / 8 fl oz / 1 taza de caldo de pollo

100 g / 4 oz de lechuga iceberg, rallada

5 ml / 1 cucharadita de azúcar morena

30 ml / 2 cucharadas de salsa hoisin

sal y pimienta

15 ml / 1 cucharada de harina de maíz (maicena)

30 ml / 2 cucharadas de agua

4 huevos

30 ml / 2 cucharadas de jerez

Calentar el aceite y sofreír el pollo y los pimientos hasta que estén dorados. Agrega la salsa de soja, el vino o el jerez y el caldo, lleva a ebullición, tapa y cocina a fuego lento durante 30 minutos. Agrega la lechuga, el azúcar y la salsa hoisin y sazona con sal y pimienta. Mezcle la harina de maíz y el agua, mezcle con la salsa y deje que hierva, revolviendo. Batir los huevos con el jerez y sofreír como tortillas finas. Espolvorear con sal y pimienta y cortar en tiras. Disponga en una fuente para servir caliente y vierta sobre el pollo.

Pollo del Lejano Oriente

Para 4 personas

60 ml / 4 cucharadas de aceite de cacahuete

450 g / 1 libra de carne de pollo, cortada en trozos

2 dientes de ajo machacados

2,5 ml / ½ cucharadita de sal

2 cebollas picadas

2 piezas de jengibre de tallo, picado

45 ml / 3 cucharadas de salsa de soja

30 ml / 2 cucharadas de salsa hoisin

45 ml / 3 cucharadas de vino de arroz o jerez seco

300 ml / ½ pt / 1¼ tazas de caldo de pollo

5 ml / 1 cucharadita de pimienta recién molida

6 huevos duros (duros), picados

15 ml / 1 cucharada de harina de maíz (maicena)

15 ml / 1 cucharada de agua

Calentar el aceite y freír el pollo hasta que se dore. Agrega el ajo, la sal, la cebolla y el jengibre y sofríe durante 2 minutos. Agregue la salsa de soja, salsa hoisin, vino o jerez, caldo y pimienta. Llevar a ebullición, tapar y cocinar a fuego lento durante 30 minutos. Agrega los huevos. Mezcle la harina de maíz y el agua y revuélvala con la salsa. Lleve a ebullición y cocine a fuego lento, revolviendo, hasta que la salsa espese.

Pollo Foo Yung

Para 4 personas

6 huevos batidos

45 ml / 3 cucharadas de harina de maíz (maicena)

100 g / 4 oz de champiñones, picados en trozos grandes

225 g / 8 oz de pechuga de pollo, cortada en cubitos

1 cebolla finamente picada

5 ml / 1 cucharadita de sal

45 ml / 3 cucharadas de aceite de maní (maní)

Batir los huevos y luego incorporar la harina de maíz. Agregue todos los ingredientes restantes excepto el aceite. Calentar el aceite. Vierta la mezcla en la sartén poco a poco para hacer tortitas pequeñas de unos 7,5 cm de ancho. Cocine hasta que el fondo esté dorado, luego dé vuelta y cocine por el otro lado.

Jamón y Pollo Foo Yung

Para 4 personas

6 huevos batidos

45 ml / 3 cucharadas de harina de maíz (maicena)

100 g / 4 oz de jamón, cortado en cubitos

225 g / 8 oz de pechuga de pollo, cortada en cubitos

3 cebolletas (cebolletas), finamente picadas

5 ml / 1 cucharadita de sal

45 ml / 3 cucharadas de aceite de maní (maní)

Batir los huevos y luego incorporar la harina de maíz. Agregue todos los ingredientes restantes excepto el aceite. Calentar el aceite. Vierta la mezcla en la sartén poco a poco para hacer tortitas pequeñas de unos 7,5 cm de ancho. Cocine hasta que el fondo esté dorado, luego dé vuelta y cocine por el otro lado.

Pollo Frito con Jengibre

Para 4 personas

1 pollo, cortado por la mitad

4 rodajas de raíz de jengibre, trituradas

30 ml / 2 cucharadas de vino de arroz o jerez seco

30 ml / 2 cucharadas de salsa de soja

5 ml / 1 cucharadita de azúcar

aceite para freír

Coloque el pollo en un tazón poco profundo. Mezclar el jengibre, el vino o el jerez, la salsa de soja y el azúcar, verter sobre el pollo y frotar sobre la piel. Dejar macerar durante 1 hora. Calentar el aceite y sofreír el pollo, mitad a la vez, hasta que tenga un color ligero. Retirar del aceite y dejar enfriar un poco mientras recalienta el aceite. Regrese el pollo a la sartén y fríalo hasta que esté dorado y bien cocido. Escurrir bien antes de servir.

Pollo al jengibre

Para 4 personas

225 g / 8 oz de pollo, en rodajas finas

1 clara de huevo

pizca de sal

2,5 ml / ½ cucharadita de harina de maíz (maicena)

15 ml / 1 cucharada de aceite de cacahuete

10 rodajas de raíz de jengibre

6 champiñones, cortados por la mitad

1 zanahoria en rodajas

2 cebolletas (cebolletas), en rodajas

5 ml / 1 cucharadita de vino de arroz o jerez seco

5 ml / 1 cucharadita de agua

2,5 ml / ½ cucharadita de aceite de sésamo

Mezclar el pollo con la clara de huevo, la sal y la maicena. Calentar la mitad del aceite y freír el pollo hasta que esté ligeramente dorado y luego retirarlo de la sartén. Calentar el aceite restante y freír el jengibre, los champiñones, la zanahoria y las cebolletas durante 3 minutos. Regrese el pollo a la sartén con el vino o jerez y agua y cocine a fuego lento hasta que el pollo esté tierno. Sirve espolvoreado con aceite de sésamo.

Pollo al Jengibre con Champiñones y Castañas

Para 4 personas

60 ml / 4 cucharadas de aceite de cacahuete

225 g / 8 oz de cebollas, en rodajas

450 g / 1 lb de carne de pollo, cortada en cubitos

100 g / 4 oz de champiñones, en rodajas

30 ml / 2 cucharadas de harina común (para todo uso)

60 ml / 4 cucharadas de salsa de soja

10 ml / 2 cucharaditas de azúcar

sal y pimienta recién molida

900 ml / 1½ pt / 3¾ tazas de agua caliente

2 rodajas de raíz de jengibre picadas

450 g / 1 libra de castañas de agua

Calentar la mitad de aceite y freír las cebollas durante 3 minutos y luego retirarlas de la sartén. Calentar el aceite restante y freír el pollo hasta que esté ligeramente dorado.

Agrega los champiñones y cocina por 2 minutos. Espolvoree la mezcla con harina y luego agregue la salsa de soja, el azúcar, la sal y la pimienta. Vierta el agua y el jengibre, la cebolla y las castañas. Llevar a ebullición, tapar y cocinar a fuego lento durante 20 minutos. Retire la tapa y continúe cocinando a fuego lento hasta que la salsa se haya reducido.

Pollo dorado

Para 4 personas

8 trozos pequeños de pollo

300 ml / ½ pt / 1¼ tazas de caldo de pollo

45 ml / 3 cucharadas de salsa de soja

15 ml / 1 cucharada de vino de arroz o jerez seco

5 ml / 1 cucharadita de azúcar

1 raíz de jengibre en rodajas, picada

Coloque todos los ingredientes en una sartén grande, lleve a ebullición, tape y cocine a fuego lento durante unos 30 minutos hasta que el pollo esté bien cocido. Retire la tapa y continúe cocinando a fuego lento hasta que la salsa se haya reducido.

Estofado De Pollo Dorado Marinado

Para 4 personas

4 trozos de pollo

300 ml / ½ pt / 1¼ tazas de salsa de soja

aceite para freír

4 cebolletas (cebolletas), en rodajas gruesas

1 rodaja de raíz de jengibre, picada

2 chiles rojos, en rodajas

3 dientes de anís estrellado

50 g / 2 oz de brotes de bambú, en rodajas

150 ml / 1½ pt / generosa ½ taza de caldo de pollo

30 ml / 2 cucharadas de harina de maíz (maicena)

60 ml / 4 cucharadas de agua

5 ml / 1 cucharadita de aceite de sésamo

Cortar el pollo en trozos grandes y marinar en la salsa de soja durante 10 minutos. Retirar y escurrir, reservando la salsa de soja. Calentar el aceite y sofreír el pollo durante unos 2 minutos hasta que esté ligeramente dorado. Retirar y escurrir. Vierta todo menos 30 ml / 2 cucharadas de aceite, luego agregue las cebolletas, el jengibre, los chiles y el anís estrellado y fría durante 1 minuto. Regrese el pollo a la sartén con los brotes de bambú y la salsa de soja reservada y agregue el caldo suficiente para cubrir el pollo. Lleve a ebullición y cocine a fuego lento durante unos 10 minutos hasta que el pollo esté tierno. Retire el pollo de la salsa con una espumadera y colóquelo en una fuente para servir tibia. Cuela la salsa y luego regrésala a la sartén. Mezcle la harina de maíz y el agua hasta obtener una pasta, agregue la salsa y cocine a fuego lento, revolviendo, hasta que la salsa espese.

Monedas de oro

Para 4 personas

4 filetes de pechuga de pollo

30 ml / 2 cucharadas de miel

30 ml / 2 cucharadas de vinagre de vino

30 ml / 2 cucharadas de salsa de tomate (salsa de tomate)

30 ml / 2 cucharadas de salsa de soja

pizca de sal

2 dientes de ajo machacados

5 ml / 1 cucharadita de polvo de cinco especias

45 ml / 3 cucharadas de harina normal (para todo uso)

2 huevos batidos

5 ml / 1 cucharadita de jengibre de raíz rallado

5 ml / 1 cucharadita de cáscara de limón rallada

100 g / 4 oz / 1 taza de pan rallado seco

aceite para freír

Pon el pollo en un bol. Mezcle la miel, el vinagre de vino, la salsa de tomate, la salsa de soja, la sal, el ajo y el polvo de cinco especias. Vierta sobre el pollo, revuelva bien, tape y deje marinar en el refrigerador por 12 horas.

Retire el pollo de la marinada y córtelo en tiras gruesas. Espolvoree con harina. Batir los huevos, el jengibre y la cáscara de limón. Cubra el pollo con la mezcla y luego con el pan rallado hasta que esté uniformemente cubierto. Calentar el aceite y sofreír el pollo hasta que esté dorado.

Pollo al vapor con jamón

Para 4 personas

4 porciones de pollo
100 g / 4 oz de jamón ahumado, picado
3 cebolletas (cebolletas), picadas
15 ml / 1 cucharada de aceite de cacahuete
sal y pimienta recién molida
15 ml / 1 cucharada de perejil de hoja plana

Picar las porciones de pollo en trozos de 5 cm / 1 y colocar en un bol refractario con el jamón y las cebolletas. Espolvoree con aceite y sazone con sal y pimienta, luego mezcle los ingredientes suavemente. Coloque el tazón sobre una rejilla en una vaporera, cubra y cocine al vapor sobre agua hirviendo durante unos 40 minutos hasta que el pollo esté tierno. Sirve adornado con perejil.

Pollo con Salsa Hoisin

Para 4 personas

4 porciones de pollo, cortadas por la mitad

50 g / 2 oz / ½ taza de harina de maíz (maicena)

aceite para freír

10 ml / 2 cucharaditas de raíz de jengibre rallada

2 cebollas picadas

225 g / 8 oz de floretes de brócoli

1 pimiento rojo picado

225 g / 8 oz de champiñones

250 ml / 8 fl oz / 1 taza de caldo de pollo

45 ml / 3 cucharadas de vino de arroz o jerez seco

45 ml / 3 cucharadas de vinagre de sidra

45 ml / 3 cucharadas de salsa hoisin

20 ml / 4 cucharaditas de salsa de soja

Cubra los trozos de pollo con la mitad de la harina de maíz. Calentar el aceite y freír los trozos de pollo unos a la vez durante unos 8 minutos hasta que estén dorados y bien cocidos. Retirar de la sartén y escurrir sobre papel de cocina. Retire todo menos 30 ml / 2 cucharadas de aceite de la sartén y saltee el jengibre durante 1 minuto. Agrega las cebollas y sofríe durante 1 minuto. Agrega el brócoli, la pimienta y los champiñones y sofríe durante

2 minutos. Combine el caldo con la harina de maíz reservada y los ingredientes restantes y agregue a la sartén. Lleve a ebullición, revolviendo y cocine hasta que la salsa se aclare. Regrese el pollo al wok y cocine, revolviendo, durante aproximadamente 3 minutos hasta que esté bien caliente.

Pollo con miel

Para 4 personas

30 ml / 2 cucharadas de aceite de cacahuete

4 trozos de pollo

30 ml / 2 cucharadas de salsa de soja

120 ml / 4 fl oz / ½ taza de vino de arroz o jerez seco

30 ml / 2 cucharadas de miel

5 ml / 1 cucharadita de sal

1 cebolla tierna (cebolleta), picada

1 rodaja de raíz de jengibre, finamente picada

Calentar el aceite y sofreír el pollo hasta que se dore por todos lados. Escurre el exceso de aceite. Mezcle los ingredientes restantes y viértalos en la sartén. Lleve a ebullición, cubra y cocine a fuego lento durante unos 40 minutos hasta que el pollo esté bien cocido.

Pollo kung pao

Para 4 personas

450 g / 1 libra de pollo, en cubos

1 clara de huevo

5 ml / 1 cucharadita de sal

30 ml / 2 cucharadas de harina de maíz (maicena)

60 ml / 4 cucharadas de aceite de cacahuete

25 g / 1 oz de chiles rojos secos, recortados

5 ml / 1 cucharadita de ajo picado

15 ml / 1 cucharada de salsa de soja

15 ml / 1 cucharada de vino de arroz o jerez seco 5 ml / 1

cucharadita de azúcar

5 ml / 1 cucharadita de vinagre de vino

5 ml / 1 cucharadita de aceite de sésamo

30 ml / 2 cucharadas de agua

Colocar el pollo en un bol con la clara de huevo, la sal y la mitad de la maicena y dejar macerar durante 30 minutos. Calentar el aceite y freír el pollo hasta que esté ligeramente dorado y luego retirarlo de la sartén. Recalentar el aceite y sofreír los pimientos y el ajo durante 2 minutos. Regrese el pollo a la sartén con la salsa de soja, vino o jerez, azúcar, vinagre de vino y aceite de sésamo y saltee durante 2 minutos. Mezcle la harina de maíz restante con el agua, revuélvala en la sartén y cocine a fuego lento, revolviendo, hasta que la salsa se aclare y espese.

Pollo con Puerros

Para 4 personas

30 ml / 2 cucharadas de aceite de cacahuete
5 ml / 1 cucharadita de sal
225 g / 8 oz de puerros, en rodajas
1 rodaja de raíz de jengibre, picada
225 g / 8 oz de pollo, en rodajas finas
15 ml / 1 cucharada de vino de arroz o jerez seco
15 ml / 1 cucharada de salsa de soja

Calentar la mitad del aceite y freír la sal y los puerros hasta que estén ligeramente dorados y luego retirarlos de la sartén. Calentar el aceite restante y freír el jengibre y el pollo hasta que estén ligeramente dorados. Añadir el vino o el jerez y la salsa de soja y freír 2 minutos más hasta que el pollo esté cocido. Regrese los puerros a la sartén y revuelva hasta que estén bien calientes. Sirva de una vez.

Pollo al limón

Para 4 personas

4 pechugas de pollo deshuesadas

2 huevos

50 g / 2 oz / ½ taza de harina de maíz (maicena)

50 g / 2 oz / ½ taza de harina común (para todo uso)

150 ml / ¼ pt / generosa ½ taza de agua

aceite de cacahuete para freír

250 ml / 8 fl oz / 1 taza de caldo de pollo

60 ml / 5 cucharadas de jugo de limón

30 ml / 2 cucharadas de vino de arroz o jerez seco

30 ml / 2 cucharadas de harina de maíz (maicena)

30 ml / 2 cucharadas de puré de tomate (pasta)

1 lechuga

Corta cada pechuga de pollo en 4 trozos. Batir los huevos, la maicena y la harina común, agregando el agua suficiente para hacer una masa espesa. Coloque los trozos de pollo en la masa y revuelva hasta que estén bien cubiertos. Calentar el aceite y sofreír el pollo hasta que esté dorado y bien cocido.

Mientras tanto, mezcla el caldo, el jugo de limón, el vino o jerez, la maicena y el puré de tomate y calienta suavemente, revolviendo, hasta que hierva. Cocine a fuego lento, revolviendo continuamente, hasta que la salsa espese y se aclare. Coloque el pollo en un plato para servir caliente sobre una cama de hojas de lechuga y viértalo sobre la salsa o sírvalo por separado.

Salteado De Pollo Al Limón

Para 4 personas

450 g / 1 libra de pollo deshuesado, en rodajas

30 ml / 2 cucharadas de jugo de limón

15 ml / 1 cucharada de salsa de soja

15 ml / 1 cucharada de vino de arroz o jerez seco

30 ml / 2 cucharadas de harina de maíz (maicena)

30 ml / 2 cucharadas de aceite de cacahuete

2,5 ml / ½ cucharadita de sal

2 dientes de ajo machacados

50 g / 2 oz de castañas de agua, cortadas en tiras

50 g / 2 oz de brotes de bambú, cortados en tiras

unas hojas chinas, cortadas en tiras

60 ml / 4 cucharadas de caldo de pollo

15 ml / 1 cucharada de puré de tomate (pasta)

15 ml / 1 cucharada de azúcar

15 ml / 1 cucharada de jugo de limón

Coloca el pollo en un bol. Mezclar el jugo de limón, la salsa de soja, el vino o el jerez y 15 ml / 1 cucharada de harina de maíz, verter sobre el pollo y dejar marinar durante 1 hora, volteando ocasionalmente.

Caliente el aceite, la sal y el ajo hasta que el ajo esté ligeramente dorado, luego agregue el pollo y la marinada y saltee durante unos 5 minutos hasta que el pollo esté ligeramente dorado. Agrega las castañas de agua, los brotes de bambú y las hojas chinas y sofríe durante 3 minutos más o hasta que el pollo esté cocido. Agregue los ingredientes restantes y saltee durante unos 3 minutos hasta que la salsa se aclare y espese.

Hígados de pollo con brotes de bambú

Para 4 personas

225 g / 8 oz de hígados de pollo, en rodajas gruesas
45 ml / 3 cucharadas de vino de arroz o jerez seco
45 ml / 3 cucharadas de aceite de maní (maní)
15 ml / 1 cucharada de salsa de soja
100 g / 4 oz de brotes de bambú, en rodajas
100 g / 4 oz de castañas de agua, en rodajas
60 ml / 4 cucharadas de caldo de pollo
sal y pimienta recién molida

Mezclar los hígados de pollo con el vino o jerez y dejar reposar 30 minutos. Calentar el aceite y freír los hígados de pollo hasta que estén ligeramente dorados. Agrega la marinada, la salsa de soja, los brotes de bambú, las castañas de agua y el caldo. Llevar a ebullición y sazonar con sal y pimienta. Tape y cocine a fuego lento durante unos 10 minutos hasta que estén tiernos.

Hígados de pollo fritos

Para 4 personas

450 g / 1 lb de hígados de pollo, cortados por la mitad

50 g / 2 oz / ½ taza de harina de maíz (maicena)

aceite para freír

Seque los hígados de pollo y luego espolvoree con harina de maíz, sacudiendo el exceso. Calentar el aceite y freír los hígados de pollo durante unos minutos hasta que estén dorados y bien cocidos. Escurrir sobre papel de cocina antes de servir.

Para 4 personas

225 g / 8 oz de hígados de pollo, en rodajas gruesas
10 ml / 2 cucharaditas de harina de maíz (maicena)
10 ml / 2 cucharaditas de vino de arroz o jerez seco
15 ml / 1 cucharada de salsa de soja
45 ml / 3 cucharadas de aceite de maní (maní)
2,5 ml / ½ cucharadita de sal
2 rodajas de raíz de jengibre, picadas
100 g / 4 oz de tirabeques (guisantes)
10 ml / 2 cucharaditas de harina de maíz (maicena)
60 ml / 4 cucharadas de agua

Coloca los hígados de pollo en un bol. Agregue la harina de maíz, el vino o el jerez y la salsa de soja y mezcle bien para cubrir. Calentar la mitad del aceite y freír la sal y el jengibre hasta que estén ligeramente dorados. Agrega el tirabeque y sofríe hasta que esté bien cubierto de aceite y luego retíralo de la sartén. Calentar el aceite restante y freír los hígados de pollo durante 5 minutos hasta que estén bien cocidos. Mezcle la harina de maíz y el agua hasta obtener una pasta, revuélvala en la sartén y cocine a fuego lento, revolviendo, hasta que la salsa se aclare y espese.

Regrese el mangetout a la sartén y cocine a fuego lento hasta que esté bien caliente.

Hígados de pollo con tortitas de fideos

Para 4 personas

30 ml / 2 cucharadas de aceite de cacahuete

1 cebolla en rodajas

450 g / 1 lb de hígados de pollo, cortados por la mitad

2 tallos de apio, en rodajas

120 ml / 4 fl oz / ½ taza de caldo de pollo

15 ml / 1 cucharada de harina de maíz (maicena)

15 ml / 1 cucharada de salsa de soja

30 ml / 2 cucharadas de agua

panqueque de fideos

Calentar el aceite y sofreír la cebolla hasta que se ablande. Agrega los hígados de pollo y sofríe hasta que estén coloreadas. Agrega el apio y sofríe durante 1 minuto. Agrega el caldo, lleva a ebullición, tapa y cocina a fuego lento durante 5 minutos. Mezcle la harina de maíz, la salsa de soja y el agua hasta obtener una pasta, revuelva en la sartén y cocine a fuego lento, revolviendo, hasta que la salsa se aclare y espese. Vierta la mezcla sobre el panqueque de fideos y sirva.

Hígados de pollo con salsa de ostras

Para 4 personas

45 ml / 3 cucharadas de aceite de maní (maní)

1 cebolla picada

225 g / 8 oz de hígados de pollo, cortados por la mitad

100 g / 4 oz de champiñones, en rodajas

30 ml / 2 cucharadas de salsa de ostras

15 ml / 1 cucharada de salsa de soja

15 ml / 1 cucharada de vino de arroz o jerez seco

120 ml / 4 fl oz / ½ taza de caldo de pollo

5 ml / 1 cucharadita de azúcar

15 ml / 1 cucharada de harina de maíz (maicena)

45 ml / 3 cucharadas de agua

Calentar la mitad del aceite y freír la cebolla hasta que se ablande. Agrega los hígados de pollo y fríelos hasta que tomen un color. Agrega los champiñones y sofríe durante 2 minutos. Mezclar la salsa de ostras, la salsa de soja, el vino o jerez, el caldo y el azúcar, verterlo en la sartén y llevar a ebullición, revolviendo. Mezcle la harina de maíz y el agua hasta obtener una pasta, agréguela a la sartén y cocine a fuego lento, revolviendo hasta que la salsa se aclare y espese y los hígados estén tiernos.

Para 4 personas

225 g / 8 oz de hígados de pollo, cortados por la mitad

45 ml / 3 cucharadas de aceite de maní (maní)

30 ml / 2 cucharadas de salsa de soja

15 ml / 1 cucharada de harina de maíz (maicena)

15 ml / 1 cucharada de azúcar

15 ml / 1 cucharada de vinagre de vino

sal y pimienta recién molida

100 g / 4 oz de trozos de piña

60 ml / 4 cucharadas de caldo de pollo

Escaldar los hígados de pollo en agua hirviendo durante 30 segundos y luego escurrir. Calentar el aceite y sofreír los hígados de pollo durante 30 segundos. Mezcle la salsa de soja, la harina de maíz, el azúcar, el vinagre de vino, la sal y la pimienta, vierta en la sartén y revuelva bien para cubrir los hígados de pollo. Agregue los trozos de piña y el caldo y saltee durante unos 3 minutos hasta que los hígados estén cocidos.

Hígados de pollo agridulces

Para 4 personas

30 ml / 2 cucharadas de aceite de cacahuete

450 g / 1 lb de hígados de pollo, en cuartos

2 pimientos verdes, cortados en trozos

4 rodajas de piña enlatada, cortada en trozos

60 ml / 4 cucharadas de caldo de pollo

30 ml / 2 cucharadas de harina de maíz (maicena)

10 ml / 2 cucharaditas de salsa de soja

100 g / 4 oz / ½ taza de azúcar

120 ml / 4 fl oz / ½ taza de vinagre de vino

120 ml / 4 fl oz / ½ taza de agua

Calienta el aceite y fríe los hígados hasta que estén ligeramente dorados y luego transfiérelos a un plato para servir tibio. Agrega los pimientos a la sartén y sofríe durante 3 minutos. Agregue la piña y el caldo, lleve a ebullición, tape y cocine a fuego lento durante 15 minutos. Mezcle los ingredientes restantes hasta obtener una pasta, revuelva en la sartén y cocine a fuego lento, revolviendo, hasta que la salsa espese. Vierta sobre los hígados de pollo y sirva.

Pollo con Lichis

Para 4 personas

3 pechugas de pollo

60 ml / 4 cucharadas de harina de maíz (maicena)

45 ml / 3 cucharadas de aceite de maní (maní)

5 cebolletas (cebolletas), en rodajas

1 pimiento rojo cortado en trozos

120 ml / 4 fl oz / ½ taza de salsa de tomate

120 ml / 4 fl oz / ½ taza de caldo de pollo

5 ml / 1 cucharadita de azúcar

275 g / 10 oz de lichis pelados

Corta las pechugas de pollo por la mitad y retira y desecha los huesos y la piel. Corte cada pechuga en 6. Reserve 5 ml / 1 cucharadita de harina de maíz y mezcle el pollo en el resto hasta que esté bien cubierto. Calentar el aceite y sofreír el pollo durante unos 8 minutos hasta que se dore. Agrega las cebolletas y el pimiento y sofríe durante 1 minuto. Mezclar la salsa de tomate, la mitad del caldo y el azúcar y mezclar con los lichis en el wok. Lleve a ebullición, cubra y cocine a fuego lento durante unos 10 minutos hasta que el pollo esté bien cocido. Mezcle la harina de maíz reservada y el caldo y luego revuélvala en la sartén. Cocine a fuego lento, revolviendo, hasta que la salsa se aclare y espese.

Pollo con Salsa de Lichi

Para 4 personas

225 g / 8 oz de pollo

1 cebolleta (cebolleta)

4 castañas de agua

30 ml / 2 cucharadas de harina de maíz (maicena)

45 ml / 3 cucharadas de salsa de soja

30 ml / 2 cucharadas de vino de arroz o jerez seco

2 claras de huevo

aceite para freír

400 g / 14 oz de lichis enlatados en almíbar

5 cucharadas de caldo de pollo

Pica (muele) el pollo con la cebolleta y las castañas de agua. Mezclar la mitad de la maicena, 30 ml / 2 cucharadas de salsa de soja, el vino o jerez y las claras de huevo. Forma bolitas del tamaño de una nuez con la mezcla. Calentar el aceite y sofreír el pollo hasta que esté dorado. Escurrir sobre papel de cocina.

Mientras tanto, caliente suavemente el almíbar de lichi con el caldo y la salsa de soja reservada. Mezcle la harina de maíz restante con un poco de agua, revuélvala en la sartén y cocine a fuego lento, revolviendo, hasta que la salsa se aclare y espese. Agregue los lichis y cocine a fuego lento a fuego lento. Coloque el pollo en un plato para servir calentado, vierta sobre los lichis y la salsa y sirva de inmediato.

Pollo con Mangetout

Para 4 personas

225 g / 8 oz de pollo, en rodajas finas

5 ml / 1 cucharadita de harina de maíz (maicena)

5 ml / 1 cucharadita de vino de arroz o jerez seco

5 ml / 1 cucharadita de aceite de sésamo

1 clara de huevo, ligeramente batida

45 ml / 3 cucharadas de aceite de maní (maní)

1 diente de ajo machacado

1 rodaja de raíz de jengibre, picada

100 g / 4 oz de tirabeques (guisantes)

120 ml / 4 fl oz / ½ taza de caldo de pollo

sal y pimienta recién molida

Mezclar el pollo con la maicena, el vino o jerez, el aceite de sésamo y la clara de huevo. Calentar la mitad del aceite y freír el ajo y el jengibre hasta que estén ligeramente dorados. Agregue el pollo y fría hasta que esté dorado y luego retírelo de la sartén. Calentar el aceite restante y freír el tirabeque durante 2 minutos. Agrega el caldo, lleva a ebullición, tapa y cocina a fuego lento durante 2 minutos. Regrese el pollo a la sartén y sazone con sal y pimienta. Cocine a fuego lento hasta que esté completamente caliente.

Pollo con Mangos

Para 4 personas

100 g / 4 oz / 1 taza de harina común (para todo uso)

250 ml / 8 fl oz / 1 taza de agua

2,5 ml / ½ cucharadita de sal

pizca de polvo de hornear

3 pechugas de pollo

aceite para freír

1 rodaja de raíz de jengibre, picada

150 ml / ¼ pt / generosa ½ taza de caldo de pollo

45 ml / 3 cucharadas de vinagre de vino

45 ml / 3 cucharadas de vino de arroz o jerez seco

20 ml / 4 cucharaditas de salsa de soja

10 ml / 2 cucharaditas de azúcar

10 ml / 2 cucharaditas de harina de maíz (maicena)

5 ml / 1 cucharadita de aceite de sésamo

5 cebolletas (cebolletas), en rodajas

400 g / 11 oz de mangos enlatados, escurridos y cortados en tiras

Batir la harina, el agua, la sal y el polvo de hornear. Dejar reposar durante 15 minutos. Retire y deseche la piel y los huesos del pollo. Corta el pollo en tiras finas. Mézclalos con la mezcla de harina. Calentar el aceite y freír el pollo durante unos 5 minutos hasta que se dore. Retirar de la sartén y escurrir sobre papel de cocina. Retire todo menos 15 ml / 1 cucharada de aceite del wok y saltee el jengibre hasta que esté ligeramente dorado. Mezclar el caldo con el vinagre de vino, vino o jerez, salsa de soja, azúcar, harina de maíz y aceite de sésamo. Agregue a la sartén y deje hervir, revolviendo. Agregue las cebolletas y cocine a fuego lento durante 3 minutos. Agregue el pollo y los mangos y cocine a fuego lento, revolviendo, durante 2 minutos.

Para 4 personas

350 g / 12 oz de carne de pollo

6 castañas de agua

2 vieiras sin cáscara

4 rodajas de raíz de jengibre

5 ml / 1 cucharadita de sal

15 ml / 1 cucharada de salsa de soja

600 ml / 1 pt / 2½ tazas de caldo de pollo

8 melones cantalupo pequeños o 4 medianos

Picar finamente el pollo, las castañas, las vieiras y el jengibre y mezclar con la sal, la salsa de soja y el caldo. Corta la parte superior de los melones y saca las semillas. Serrar los bordes superiores. Rellena los melones con la mezcla de pollo y colócalos sobre una rejilla en una vaporera. Cocine al vapor sobre agua hirviendo durante 40 minutos hasta que el pollo esté cocido.

Salteado de Pollo y Champiñones

Para 4 personas

45 ml / 3 cucharadas de aceite de maní (maní)

1 diente de ajo machacado

1 cebolla tierna (cebolleta), picada

1 rodaja de raíz de jengibre, picada

225 g / 8 oz de pechuga de pollo, cortada en rodajas

225 g / 8 oz de champiñones

45 ml / 3 cucharadas de salsa de soja

15 ml / 1 cucharada de vino de arroz o jerez seco

5 ml / 1 cucharadita de harina de maíz (maicena)

Calentar el aceite y sofreír el ajo, la cebolleta y el jengibre hasta que estén ligeramente dorados. Agrega el pollo y sofríe durante 5 minutos. Agrega los champiñones y sofríe durante 3 minutos. Agregue la salsa de soja, el vino o el jerez y la harina de maíz y saltee durante unos 5 minutos hasta que el pollo esté bien cocido.

Pollo con Champiñones y Cacahuetes

Para 4 personas

30 ml / 2 cucharadas de aceite de cacahuete

2 dientes de ajo machacados

1 rodaja de raíz de jengibre, picada

450 g / 1 libra de pollo deshuesado, en cubos

225 g / 8 oz de champiñones

100 g / 4 oz de brotes de bambú, cortados en tiras

1 pimiento verde en cubos

1 pimiento rojo cortado en cubos

250 ml / 8 fl oz / 1 taza de caldo de pollo

30 ml / 2 cucharadas de vino de arroz o jerez seco

15 ml / 1 cucharada de salsa de soja

15 ml / 1 cucharada de salsa tabasco

30 ml / 2 cucharadas de harina de maíz (maicena)

30 ml / 2 cucharadas de agua

Calentar el aceite, el ajo y el jengibre hasta que el ajo esté ligeramente dorado. Agrega el pollo y sofríe hasta que esté ligeramente dorado. Agrega las setas, los brotes de bambú y los pimientos y sofríe durante 3 minutos. Agrega el caldo, el vino o jerez, la salsa de soja y la salsa tabasco y lleva a ebullición, revolviendo. Tape y cocine a fuego lento durante unos 10 minutos hasta que el pollo esté bien cocido. Mezcle la harina de maíz y el agua y mezcle con la salsa. Cocine a fuego lento, revolviendo, hasta que la salsa se aclare y espese, agregando un poco más de caldo o agua si la salsa está demasiado espesa.

Pollo Salteado con Champiñones

Para 4 personas

6 hongos chinos secos

1 pechuga de pollo, en rodajas finas

1 rodaja de raíz de jengibre, picada

2 cebolletas (cebolletas), picadas

15 ml / 1 cucharada de harina de maíz (maicena)

15 ml / 1 cucharada de vino de arroz o jerez seco

30 ml / 2 cucharadas de agua

2,5 ml / ½ cucharadita de sal

45 ml / 3 cucharadas de aceite de maní (maní)

225 g / 8 oz de champiñones, en rodajas

100 g / 4 oz de brotes de soja

15 ml / 1 cucharada de salsa de soja

5 ml / 1 cucharadita de azúcar

120 ml / 4 fl oz / ½ taza de caldo de pollo

Remojar los champiñones en agua tibia durante 30 minutos y luego escurrir. Deseche los tallos y corte las tapas. Coloca el pollo en un bol. Mezclar el jengibre, las cebolletas, la maicena, el vino o el jerez, el agua y la sal, incorporar al pollo y dejar reposar durante 1 hora. Calentar la mitad del aceite y sofreír el pollo hasta que esté ligeramente dorado y luego retirarlo de la sartén.

Calentar el aceite restante y sofreír los champiñones secos y frescos y los brotes de soja durante 3 minutos. Agregue la salsa de soja, el azúcar y el caldo, lleve a ebullición, tape y cocine a fuego lento durante 4 minutos hasta que las verduras estén tiernas. Regrese el pollo a la sartén, revuelva bien y vuelva a calentar suavemente antes de servir.

Pollo al vapor con champiñones

Para 4 personas

4 trozos de pollo

30 ml / 2 cucharadas de harina de maíz (maicena)

30 ml / 2 cucharadas de salsa de soja

3 cebolletas (cebolletas), picadas

2 rodajas de jengibre de raíz, picado

2,5 ml / ½ cucharadita de sal

100 g / 4 oz de champiñones, en rodajas

Picar los trozos de pollo en trozos de 5 cm / 2 y colocarlos en un recipiente refractario. Mezcle la harina de maíz y la salsa de soja hasta obtener una pasta, agregue las cebolletas, el jengibre y la sal y mezcle bien con el pollo. Incorpora suavemente los champiñones. Coloque el tazón sobre una rejilla en una vaporera, cubra y cocine al vapor sobre agua hirviendo durante unos 35 minutos hasta que el pollo esté tierno.

Pollo con Cebolla

Para 4 personas

60 ml / 4 cucharadas de aceite de cacahuete

2 cebollas picadas

450 g / 1 libra de pollo, en rodajas

30 ml / 2 cucharadas de vino de arroz o jerez seco

250 ml / 8 fl oz / 1 taza de caldo de pollo

45 ml / 3 cucharadas de salsa de soja

30 ml / 2 cucharadas de harina de maíz (maicena)

45 ml / 3 cucharadas de agua

Calentar el aceite y sofreír las cebollas hasta que estén ligeramente doradas. Agrega el pollo y sofríe hasta que esté ligeramente dorado. Agregue el vino o jerez, el caldo y la salsa de soja, lleve a ebullición, tape y cocine a fuego lento durante 25 minutos hasta que el pollo esté tierno. Mezcle la harina de maíz y el agua hasta obtener una pasta, revuélvala en la sartén y cocine a fuego lento, revolviendo, hasta que la salsa se aclare y espese.

Pollo a la naranja y al limón

Para 4 personas

350 g / 1 lb de carne de pollo, cortada en tiras

30 ml / 2 cucharadas de aceite de cacahuete

2 dientes de ajo machacados

2 rodajas de raíz de jengibre, picadas

cáscara rallada de ½ naranja

cáscara rallada de ½ limón

45 ml / 3 cucharadas de jugo de naranja

45 ml / 3 cucharadas de jugo de limón

15 ml / 1 cucharada de salsa de soja

3 cebolletas (cebolletas), picadas

15 ml / 1 cucharada de harina de maíz (maicena)

45 ml / 1 cucharada de agua

Escaldar el pollo en agua hirviendo durante 30 segundos y luego escurrir. Calentar el aceite y sofreír el ajo y el jengibre durante 30 segundos. Agrega la cáscara y el jugo de naranja y limón, la salsa de soja y las cebolletas y sofríe durante 2 minutos. Agregue el pollo y cocine a fuego lento durante unos minutos hasta que el pollo esté tierno. Mezcle la harina de maíz y el agua hasta obtener una pasta, revuelva en la sartén y cocine a fuego lento, revolviendo, hasta que la salsa espese.

Pollo con Salsa de Ostras

Para 4 personas

30 ml / 2 cucharadas de aceite de cacahuete

1 diente de ajo machacado

1 rodaja de jengibre finamente picado

450 g / 1 libra de pollo, en rodajas

250 ml / 8 fl oz / 1 taza de caldo de pollo

30 ml / 2 cucharadas de salsa de ostras

15 ml / 1 cucharada de vino de arroz o jerez

5 ml / 1 cucharadita de azúcar

Calentar el aceite con el ajo y el jengibre y freír hasta que se dore un poco. Agregue el pollo y saltee durante unos 3 minutos hasta que esté ligeramente dorado. Agregue el caldo, la salsa de ostras, el vino o el jerez y el azúcar, lleve a ebullición, revolviendo, luego cubra y cocine a fuego lento durante unos 15 minutos, revolviendo ocasionalmente, hasta que el pollo esté bien cocido. Retire la tapa y continúe cocinando, revolviendo, durante unos 4 minutos hasta que la salsa se haya reducido y espesado.

Paquetes de pollo

Para 4 personas

225 g / 8 oz de pollo

30 ml / 2 cucharadas de vino de arroz o jerez seco

30 ml / 2 cucharadas de salsa de soja

papel encerado o pergamino para hornear

30 ml / 2 cucharadas de aceite de cacahuete

aceite para freír

Cortar el pollo en cubos de 5 cm / 2. Mezclar el vino o el jerez y la salsa de soja, verter sobre el pollo y revolver bien. Tapar y dejar reposar durante 1 hora, revolviendo de vez en cuando. Cortar el papel en cuadrados de 10 cm y untar con aceite. Escurre bien el pollo. Coloque una hoja de papel en la superficie de trabajo con una esquina apuntando hacia usted. Coloque un trozo de pollo en el cuadrado justo debajo del centro, doble la esquina inferior y vuelva a doblar para encerrar el pollo. Dobla los lados y luego dobla hacia abajo la esquina superior para asegurar el paquete. Calentar el aceite y sofreír los paquetes de pollo durante unos 5 minutos hasta que estén cocidos. Sirva caliente en los paquetes para que los invitados se abran.

Pollo con Maní

Para 4 personas

225 g / 8 oz de pollo, en rodajas finas

1 clara de huevo, ligeramente batida

10 ml / 2 cucharaditas de harina de maíz (maicena)

45 ml / 3 cucharadas de aceite de maní (maní)

1 diente de ajo machacado

1 rodaja de raíz de jengibre, picada

2 puerros picados

30 ml / 2 cucharadas de salsa de soja

15 ml / 1 cucharada de vino de arroz o jerez seco

100 g / 4 oz de cacahuetes tostados

Mezclar el pollo con la clara de huevo y la maicena hasta que quede bien cubierto. Calentar la mitad del aceite y sofreír el pollo hasta que esté dorado, luego retirar de la sartén. Calentar el aceite restante y freír y el ajo y el jengibre hasta que se ablanden. Agrega los puerros y sofríe hasta que estén ligeramente dorados. Agregue la salsa de soja y el vino o jerez y cocine a fuego lento durante 3 minutos. Regrese el pollo a la sartén con los cacahuetes y cocine a fuego lento hasta que esté completamente caliente.

Pollo con Mantequilla de Maní

Para 4 personas

4 pechugas de pollo, cortadas en cubitos

sal y pimienta recién molida

5 ml / 1 cucharadita de polvo de cinco especias

45 ml / 3 cucharadas de aceite de maní (maní)

1 cebolla cortada en cubitos

2 zanahorias, cortadas en cubitos

1 rama de apio, cortado en cubitos

300 ml / ½ pt / 1¼ tazas de caldo de pollo

10 ml / 2 cucharaditas de puré de tomate (pasta)

100 g / 4 oz de mantequilla de maní

15 ml / 1 cucharada de salsa de soja

10 ml / 2 cucharaditas de harina de maíz (maicena)

pizca de azúcar morena

15 ml / 1 cucharada de cebollino picado

Sazone el pollo con sal, pimienta y cinco especias en polvo. Calentar el aceite y sofreír el pollo hasta que esté tierno. Retirar de la sartén. Agregue las verduras y fría hasta que estén tiernas pero aún crujientes. Mezclar el caldo con el resto de los ingredientes excepto el cebollino, remover en la sartén y dejar hervir. Regrese el pollo a la sartén y vuelva a calentar, revolviendo. Sirve espolvoreado con azúcar.

Pollo con Guisantes

Para 4 personas

60 ml / 4 cucharadas de aceite de cacahuete

1 cebolla picada

450 g / 1 libra de pollo, cortado en cubitos

sal y pimienta recién molida

100 g / 4 oz de guisantes

2 tallos de apio picados

100 g de champiñones picados

250 ml / 8 fl oz / 1 taza de caldo de pollo

15 ml / 1 cucharada de harina de maíz (maicena)

15 ml / 1 cucharada de salsa de soja

60 ml / 4 cucharadas de agua

Calentar el aceite y sofreír la cebolla hasta que esté ligeramente dorada. Agrega el pollo y fríelo hasta que tenga color. Sazone con sal y pimienta y agregue los guisantes, el apio y los champiñones y revuelva bien. Agrega el caldo, lleva a ebullición, tapa y cocina a fuego lento durante 15 minutos. Mezcle la harina de maíz, la salsa de soja y el agua hasta obtener una pasta, revuélvala en la sartén y cocine a fuego lento, revolviendo, hasta que la salsa se aclare y espese.

Pollo de Pekín

Para 4 personas

4 porciones de pollo

sal y pimienta recién molida

5 ml / 1 cucharadita de azúcar

1 cebolla tierna (cebolleta), picada

1 rodaja de raíz de jengibre, picada

15 ml / 1 cucharada de salsa de soja

15 ml / 1 cucharada de vino de arroz o jerez seco

15 ml / 1 cucharada de harina de maíz (maicena)

aceite para freír

Coloque las porciones de pollo en un recipiente poco profundo y espolvoree con sal y pimienta. Mezclar el azúcar, la cebolleta, el jengibre, la salsa de soja y el vino o jerez, untar el pollo, tapar y dejar macerar durante 3 horas. Escurrir el pollo y espolvorearlo con harina de maíz. Calentar el aceite y sofreír el pollo hasta que esté dorado y bien cocido. Escurrir bien antes de servir.

Pollo con Pimientos

Para 4 personas

60 ml / 4 cucharadas de salsa de soja

45 ml / 3 cucharadas de vino de arroz o jerez seco

45 ml / 3 cucharadas de harina de maíz (maicena)

450 g / 1 libra de pollo, picado (molido)

60 ml / 4 cucharadas de aceite de cacahuete

2,5 ml / ½ cucharadita de sal

2 dientes de ajo machacados

2 pimientos rojos cortados en cubos

1 pimiento verde en cubos

5 ml / 1 cucharadita de azúcar

300 ml / ½ pt / 1¼ tazas de caldo de pollo

Mezcle la mitad de la salsa de soja, la mitad del vino o jerez y la mitad de la maicena. Vierta sobre el pollo, revuelva bien y déjelo marinar durante al menos 1 hora. Calentar la mitad del aceite con la sal y el ajo hasta que el ajo esté ligeramente dorado. Agregue el pollo y la marinada y saltee durante unos 4 minutos hasta que el pollo se ponga blanco y luego retírelo de la sartén. Agrega el aceite restante a la sartén y sofríe los pimientos durante 2 minutos. Agregue el azúcar a la sartén con la salsa de soja restante, el vino o jerez y la harina de maíz y mezcle bien.

Agregue el caldo, lleve a ebullición y cocine a fuego lento, revolviendo, hasta que la salsa espese. Regrese el pollo a la sartén, cubra y cocine a fuego lento durante 4 minutos hasta que el pollo esté bien cocido.

Pollo Salteado con Pimientos

Para 4 personas

1 pechuga de pollo, en rodajas finas

2 rodajas de raíz de jengibre, picadas

2 cebolletas (cebolletas), picadas

15 ml / 1 cucharada de harina de maíz (maicena)

30 ml / 2 cucharadas de vino de arroz o jerez seco

30 ml / 2 cucharadas de agua

2,5 ml / ½ cucharadita de sal

45 ml / 3 cucharadas de aceite de maní (maní)

100 g / 4 oz de castañas de agua, en rodajas

1 pimiento rojo cortado en tiras

1 pimiento verde cortado en tiritas

1 pimiento amarillo cortado en tiritas

30 ml / 2 cucharadas de salsa de soja

120 ml / 4 fl oz / ½ taza de caldo de pollo

Coloca el pollo en un bol. Mezclar el jengibre, las cebolletas, la maicena, el vino o el jerez, el agua y la sal, incorporar al pollo y dejar reposar durante 1 hora. Calentar la mitad del aceite y sofreír el pollo hasta que esté ligeramente dorado y luego retirarlo de la sartén. Calentar el aceite restante y sofreír las castañas de agua y los pimientos durante 2 minutos. Agregue la salsa de soja y el caldo, lleve a ebullición, tape y cocine a fuego lento durante 5 minutos hasta que las verduras estén tiernas. Regrese el pollo a la sartén, revuelva bien y vuelva a calentar suavemente antes de servir.

Pollo y Piña

Para 4 personas

30 ml / 2 cucharadas de aceite de cacahuete

5 ml / 1 cucharadita de sal

2 dientes de ajo machacados

450 g / 1 libra de pollo deshuesado, en rodajas finas

2 cebollas en rodajas

100 g / 4 oz de castañas de agua, en rodajas

100 g / 4 oz de trozos de piña

30 ml / 2 cucharadas de vino de arroz o jerez seco

450 ml / ¾ pt / 2 tazas de caldo de pollo

5 ml / 1 cucharadita de azúcar

pimienta recién molida

30 ml / 2 cucharadas de jugo de piña

30 ml / 2 cucharadas de salsa de soja

30 ml / 2 cucharadas de harina de maíz (maicena)

Caliente el aceite, la sal y el ajo hasta que el ajo se torne ligeramente dorado. Agrega el pollo y sofríe durante 2 minutos. Agrega las cebollas, las castañas de agua y la piña y sofríe durante 2 minutos. Agrega el vino o jerez, el caldo y el azúcar y sazona con pimienta. Llevar a ebullición, tapar y cocinar a fuego lento durante 5 minutos. Mezcle el jugo de piña, la salsa de soja y la harina de maíz. Revuelva en la sartén y cocine a fuego lento, revolviendo hasta que la salsa espese y se aclare.

Pollo con Piña y Lichis

Para 4 personas

30 ml / 2 cucharadas de aceite de cacahuete

225 g / 8 oz de pollo, en rodajas finas

1 rodaja de raíz de jengibre, picada

15 ml / 1 cucharada de salsa de soja

15 ml / 1 cucharada de vino de arroz o jerez seco

200 g / 7 oz de trozos de piña enlatada en almíbar

200 g / 7 oz de lichis enlatados en almíbar

15 ml / 1 cucharada de harina de maíz (maicena)

Calentar el aceite y freír el pollo hasta que tenga un color ligero. Agregue la salsa de soja y el vino o jerez y revuelva bien. Mide 250 ml / 8 fl oz / 1 taza de la mezcla de sirope de piña y lichi y reserva 30 ml / 2 cucharadas. Agregue el resto a la sartén, lleve a ebullición y cocine a fuego lento durante unos minutos hasta que el pollo esté tierno. Agrega los trozos de piña y los lichis. Mezcle la harina de maíz con el almíbar reservado, revuelva en la sartén y cocine a fuego lento, revolviendo, hasta que la salsa se aclare y espese.

Pollo con Cerdo

Para 4 personas

1 pechuga de pollo, en rodajas finas

100 g / 4 oz de carne de cerdo magra, en rodajas finas

60 ml / 4 cucharadas de salsa de soja

15 ml / 1 cucharada de harina de maíz (maicena)

1 clara de huevo

45 ml / 3 cucharadas de aceite de maní (maní)

3 rodajas de raíz de jengibre picadas

50 g / 2 oz de brotes de bambú, en rodajas

225 g / 8 oz de champiñones, en rodajas

225 g / 8 oz de hojas chinas, ralladas

120 ml / 4 fl oz / ½ taza de caldo de pollo

30 ml / 2 cucharadas de agua

Mezcle el pollo y el cerdo. Mezcle la salsa de soja, 5 ml / 1 cucharadita de harina de maíz y la clara de huevo y agregue el pollo y el cerdo. Dejar reposar 30 minutos. Calentar la mitad del aceite y freír el pollo y el cerdo hasta que estén ligeramente dorados y luego retirarlos de la sartén. Calentar el aceite restante y freír el jengibre, los brotes de bambú, los champiñones y las hojas chinas hasta que estén bien cubiertos de aceite. Añadir el caldo y hervirlo. Regrese la mezcla de pollo a la sartén, tape y cocine a fuego lento durante unos 3 minutos hasta que las carnes estén tiernas. Mezcle la harina de maíz restante hasta obtener una pasta con el agua, revuelva en la salsa y cocine a fuego lento, revolviendo, hasta que la salsa espese. Sirva de una vez.

CPSIA information can be obtained
at www.ICGtesting.com
Printed in the USA
LVHW082009250322
714287LV00012B/487